毎日忙しい！

外食女子のための

FUTORANAI SENTAKU
TESHIMA NAO

太らない選択

手島奈緒

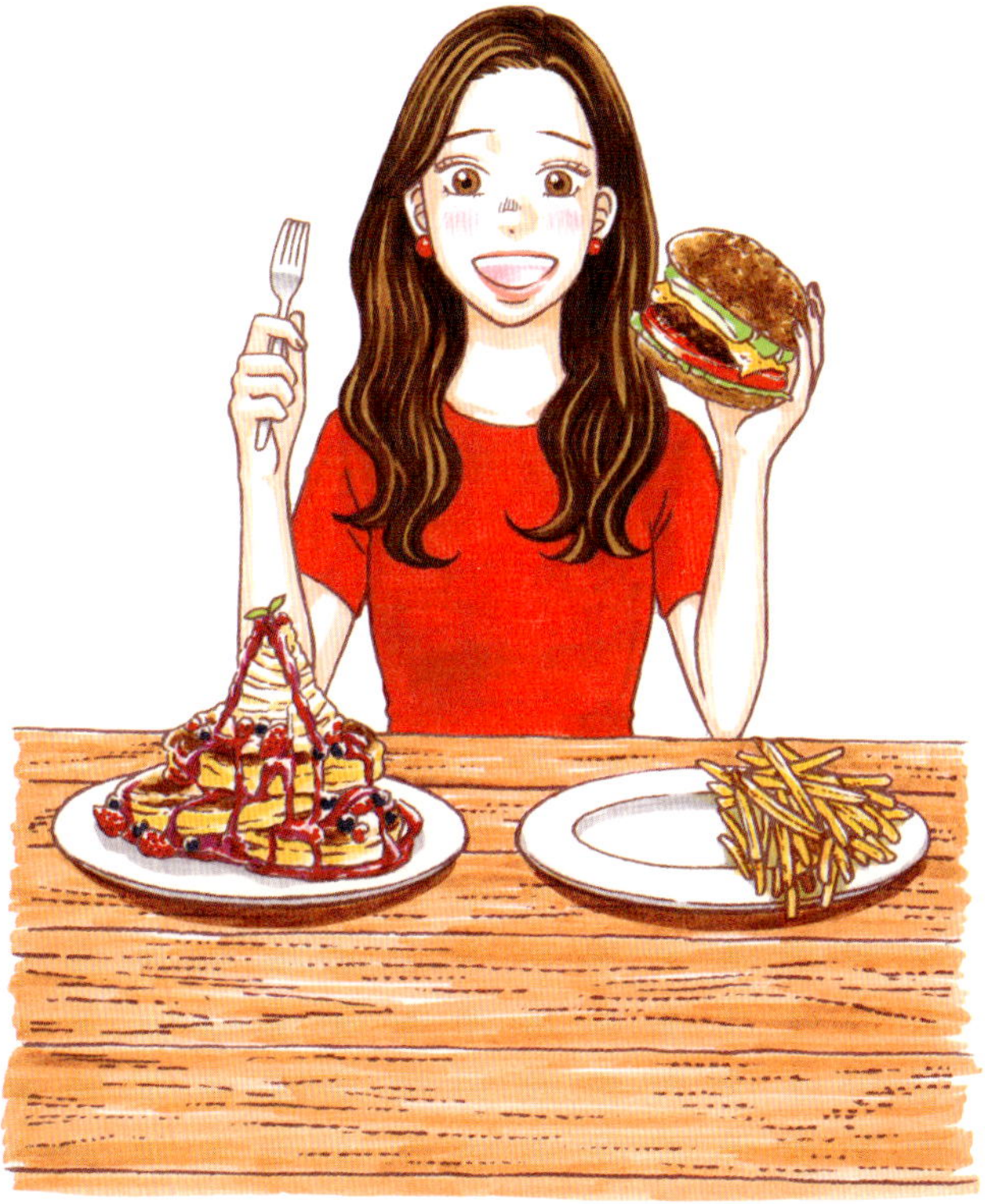

sanctuary books

プロローグ

「外食＝太る」って誰が決めたの？

ここのところ、外食続き。

ランチは、コンビニのお弁当だし
仕事帰りはいつもぐったりで、
結局ファストフードのハンバーガーが夜食、なーんてことも。
お休みの日には自炊しよう！　って意気込むけれど、
せっかくのオフを、おうちで過ごすのはもったいない。

女子会のイタリアンに、

ショッピングついでの甘いフラペチーノ、
カフェでのリラックスタイムも欠かせない。

ダイエット中なのに
「ああ、また外食しちゃった…」って凹んでる。
なんてことありませんか？

仕事もプライベートも、毎日大忙しの女子にとって、
外食はなくてはならないもの。

時短のため、
息抜きのため、
自分へのご褒美のため、

「おいしいものを、手軽に食べたい！」と思うのは当然だと思います。

でも、外食ばかりだと
「太りそう…」
「美容や健康に良くなさそう…」
なんて、罪悪感を感じることも多いのでは？

「外食＝太る」
「自炊＝太らない」というイメージがありますが、
実は必ずしもそうではありません。

自炊でも、インスタント食品では
健康にいいとはいえないですよね。

だからといって、
手間ひまかけた手料理も
忙しい日々の中では、現実的ではありません。

だからこそ、外食をちょっと上手に使ってみませんか？

外食女子が、キレイやヘルシーを手に入れるために必要なのは、
「外食をしない」ことではなくて
「外食で何を選ぶか」なのです。
本書では、女子におなじみの外食チェーン50店を徹底調査。
どのメニューを選べば太りにくいか、そのポイントを紹介しています。

最近はメニューに、

「低カロリー」

「糖質オフ」

「オーガニック」

「一日に必要な野菜の半分がとれる」

などのうたい文句をよく見かけますが、

「なんとなく体によさそう…」

というイメージだけで選ぶのは、ちょっと危険。

普段、自分がどんなものを食べているのかを知ることが
最初の一歩。

食品の正しい知識と、選ぶコツをおさえて、
外食と上手に付き合っていきましょう！

☑

あなたの外食女子度チェック！

□お弁当をつくる時間がなくて、ランチはいつも外

□仕事の付き合いで、食事会や飲み会が多い

□ぐったり疲れた帰宅途中に、開いているのはコンビニだけ

□夕食は、仕事帰りにパパッと食べていく

□自炊の時間が、なかなか取れない

□ショッピングの途中に、甘いものを食べるのが好き

□日頃のストレスは、友だちとごはんを食べて解消

□コンビニの新商品や、新しいお店は欠かさずチェック

□ちょっとした作業は、カフェやファミレスで

□自分へのご褒美は、おいしいもので

☑が3個未満：たまーに外食女子　ときどきだからこそ気をつけたい！

☑が3個以上8個未満：しょっちゅう外食女子　思っているより多め。油断は禁物！

☑が8個以上：がっつり外食女子　日々の選択が超重要！

CONTENTS

CHAPTER 3

ホッとひと息つきたい！ カフェ＆スイーツ編

CONTENTS

CHAPTER 4

手軽に食べたい! ファストフード・ファミレス編

CONTENTS

CHAPTER 5

お弁当がつくれない日の味方！ お弁当・パン・コンビニ編

CHAPTER 6

女子だって好き！　がっつりごはん編

CONTENTS

FUTORANAI SENTAKU

CHAPTER 1

外食女子もこれだけは知っておきたい！

何も考えずに外食してると太っちゃうかも？

カフェ、ファミリーレストラン、ファストフード、居酒屋……。わたしたちのまわりには、外食チェーン店があふれています。

お手頃価格でおいしいものが食べられるので、忙しくて自炊ができないときや、友だちとゆっくり話したいとき、ホッとひと息つきたいとき、これらのお店は重宝しますよね。

わたしたちの生活になくてはならない外食ですが、何を食べるかきちんと考えてから選ばないと、気づかないうちに太ってしまうなんてことも。

なぜなら、外食には、こんな問題点があるからです。

①太りたくないのに、選べない！

たとえば、あなたが「ダイエット中はできるだけ太らない食べものを選びたい」と思ったとき、何を確認しますか？

お店に並んでいる加工品には、必ずその食品が何でつくられているかがわかる原材料や、エネルギーやたんぱく質などの栄養成分が記載されています。これを見ればなんとなく太りそうなもの、そうでないものがわかりますよね。「健康にいいものを選びたい」と思ったときには、食品添加物などの少ないものを選ぶこともできます。

ところが、**外食には原材料や栄養成分の表示義務がありません**。外食には**メニューを選ぶための判断材料がとても少ない**のです。

最近ではメニューの栄養成分や、主な原材料などの情報を公開する企業も増えてきてはいますが、残念ながらすべての店がそうではありません。だから**イメージでなんとなく選んでしまい、結果太ってしまうなんてこともありえるのです**。

また、自分が口にするお肉や野菜の産地はどこで、食品添加物は何が使われているのか。そういった情報をすぐに知ることができないのも、外食の問題点といえるでしょう。

②たっぷりの糖分や塩分が、あなたを太らせる！

いつ行っても、どこで食べても、同じ味が楽しめる。それが外食チェーン店のいいところ。年齢も性別も職業も違う、さまざまな人が訪れる外食チェーン店では、**みんなが好む最大公約数の味**をつくる必要があります。

みんなが好きな味＝くっきりとした、わかりやすい味。

でも、**わかりやすくておいしい味つけは、どうしても濃くなりがち。**天然の素材だけでそのような味をつくるのはむずかしく、うまみ調味料などの食品添加物が使われていたり、**糖分や塩分がたくさん含まれている可能性もある**ので注意が必要です。

糖分のとりすぎは、肥満のもと。一見ボリュームが少なくて、**そんなにあまみを感じないから大丈夫と思っていても、メニューによっては大量の糖分が含まれていることがあります。**その結果、知らないうちに脂肪をためこんでいる、なんてことも。

また、**塩分のとりすぎはむくみの原因。**なんだかすっきりしないのは、濃い味付けのものばかり食べて、塩分をとりすぎてしまっているのかもしれません。

人は見かけで判断できないといいますが、食べものも同じです。**カロリーが低そうに見えても意外と高カロリーだったり、糖分や塩分がたくさん入っていることもある**のです。

外食がつづくと、あなたが思っている以上に体に負担をかけている可能性があります。糖分や塩分のとりすぎは、ダイエットにあまりよくないことはもちろん、高血圧や糖尿病などの生活習慣病を引き起こす可能性も。

外食は、あくまでも家庭で作る料理とは少し違うということを認識しておきましょう。

この本の特徴

「やっぱり外食って、あまり体によくないよね……」
「外食ばかりだと太るよね……」
となんとなく不安になってしまった女子のみなさん、ご安心を。

本書では、女子になじみのある外食チェーン50店を実際に調査。**どっちにしようか迷ってしまいそうな二品を挙げて、「どちらのメニューを選べば、少しでも太りにくいか」をまとめました。**

外食をいっさいしないのは、なかなかムリな話。**それよりも大切なのは、体にいい食事とは何かを知り、自分で選びとれるようになること**です。

メニュー選びのポイントさえわかれば、本書で紹介している店舗だけではなく、いろいろな場面で応用することができるでしょう。

調査対象は、全国に20店以上店舗があり、情報公開をしている企業です。ＷＥＢサイト等で情報公開していない企業に関しては、お客様相談室や店舗に問い合わせをして、回答を得られた企業をピックアップしています。

企業ごとに、以下の観点から総合的に判断しています。

〈判断基準〉

◎栄養成分表

（エネルギー、たんぱく質、脂質、炭水化物、食塩相当量等から）

◎栄養学的要素

（調理方法や原材料から）

〈調査方法〉

お客様相談室・店舗への問い合わせ

ＷＥＢサイトでの公開情報

店舗でのメニュー調査

あなどることなかれ！
大事な三大栄養素をおさらい

ダイエットをしようと、カロリーの低そうなものを選ぶ人が多いと思いますが、実はこれ、あまりおすすめできません。**やみくもなカロリー制限はかえって太りやすい体をつくり、特定の栄養素が足りなくなって体調を崩す危険がある**からです。「糖質制限ダイエット」や「バナナダイエット」など、これまでさまざまなダイエット法がブームとなってきましたが、同じ食品ばかり摂取し続けることや、特定の栄養素だけ排除するというのは、体に大きなダメージを与えます。**流行のダイエットには科学的でないものも多い**のです。

まずはわたしたちの体をつくる**三大栄養素をバランスよくとる**こと。それが美しい体をつくる大前提です！

三大栄養素とは、炭水化物・たんぱく質・脂質のこと。外食続きだと、この三つのバランスが崩れやすいとも言われていますので、要注意。

それぞれ役割は次のようなものです。

①炭水化物（糖質＋食物繊維）

体や脳の活動に必要なエネルギー源である糖質と、食物繊維のこと。

糖質はブドウ糖などの単糖類に分解されてエネルギーになりますが、とりすぎると、そのぶんは中性脂肪として蓄積されます。

食物繊維は大きく不溶性・水溶性にわけられ、生活習慣病予防などのさまざまな役割があると考えられています。
◎炭水化物を多く含む食品：ごはん・パン・麺類・果物・お菓子など

②たんぱく質

体をつくる栄養素。筋肉や臓器、血液をつくる材料になります。

たんぱく質は、約20種類のアミノ酸という栄養素が組み合わさりできています。そのうち9種の必須アミノ酸は体内で合成できないため、食事で積極的にとる必要があります。

◎たんぱく質を多く含む食品：肉・魚・たまご・豆製品・乳製品など

③脂質

体を動かしたり、体温を保持するエネルギー源。三大栄養素のうちエネルギーが最も高く、1グラムあたり9キロカロリーです（炭水化物・たんぱく質は1グラムあたり4キロカロリー）。

脂質の一部には、ホルモンや細胞膜の材料になるなどの重要な働きもあります。

◎脂質を多く含む食品：油・肉・魚・バターなど

これさえわかれば迷わない！ それぞれの栄養素の摂取目安

最近は、外食チェーン店でもエネルギー（カロリー）などの栄養成分を公開する企業が増えています。**メニューを選ぶときは、カロリーだけではなく、三大栄養素がどれだけ含まれているかも把握できるのが理想。**それぞれの栄養素の大体の目安を知っておけば、自分で選ぶときも迷わずにすみます。

「2015年版日本人の食事摂取基準」をもとに、普段の運動量を「ふつう」として、18歳〜49歳で算出し、大体の目安を出しました。（※1）

◎エネルギー

★一日の推定必要量

成人女性：約1650〜2000キロカロリー

年齢・体重・運動量など個人の状態によって、数値は変わります。背の高い人、外回りや立ち仕事をしている人は高め。デスクワークや体の小さな人は低めと考えるといいでしょう。（※2）

◎炭水化物

★一日の目標量（※3）
約250～300g

近年は「糖質制限ダイエット」ブームに伴い、極端に炭水化物を制限する傾向がありますが、栄養バランスや体のことを考えると、ムリはおすすめできません。

炭水化物は、糖質と食物繊維を合わせたものですが、**糖質をとりすぎると、生活習慣病の原因や、肥満のもとになります**。うっかり食べすぎないように要注意。

ちなみに、**普通サイズのお茶碗のごはん一杯分（160g）の糖質は約60グラム**です。

◎たんぱく質

★一日の推奨量

約50g

たんぱく質の摂取量に上限はありません。

牛・豚・鶏・たまご・魚介類などの動物性たんぱく質と、納豆・豆腐などの植物性たんぱく質からバランス良くとるようにしましょう。

◎脂質

★一日の目標量（※4）

約40～60g

脂っこいものはもちろん、女子が大好きなあまいものにも、脂質はたっぷり。現代人は脂質をとりすぎていると言われます。

気づかないうちに目標量をオーバーしている場合があるので、脂質の量には注意しましょう。

とくに盲点なのはパンやスイーツ。なかには、ひとつで脂質を20グラム以上含むものもあります。これは、一日の目安の約半分をとることになるので要注意！

◎食塩（塩分）

★一日の目標量
成人女性：7g未満

外食や、お惣菜などの中食は、どうしても食塩量が多めになります。

そばやうどんなどの麺類のつゆ、ラーメンのスープは残す、ドレッシングなどの調味料をかけすぎないなどの工夫をしましょう。

◎食物繊維

★一日の目標量

成人女性：18ｇ以上

食物繊維とは、人の消化酵素では消化できない食べものの成分のことで、**果物などに多く含まれる「水溶性食物繊維」**と、**穀類などに含まれる「不溶性食物繊維」**があります。

食物繊維は腸内環境を整え、**便秘を防いだり、糖尿病、肥満、脂質異常症などの生活習慣病の予防**に役立つと言われています。

現代の日本人は、食の欧米化の影響もあり、**摂取目標量の70パーセント程度しか食物繊維を摂取できていない**という調査結果もあります。

とくに**糖質制限やムリなダイエットなどで炭水化物量を減らすと、食物繊維の摂取量も少なくなってしまう**ので気をつけましょう。

ごはんや穀物、根菜類、きのこ、海藻類などを積極的に食べることで、体の中の余分なものをデトックスしましょう。

※１「２０１５年版日本人の食事摂取基準」のうち、女性の年齢区分の「18～29歳」「30～49歳」の値を使用しています。

※２　身体活動レベルをⅠ～Ⅲに分類したうち、Ⅰ（低い）とⅡ（ふつう）の値を使用しています。

身体活動レベルⅠ（低い）：生活の大部分が座位で、静的な活動が中心
身体活動レベルⅡ（ふつう）：座位中心の仕事だが、職場内での移動や、通勤、家事、スポーツ等も含む

推定エネルギー必要量（kcal／日）：身体レベルⅠ（低い）
【女性】年代　18～29（歳）　１６５０ｋｃａｌ
【女性】年代　30～49（歳）　１７５０ｋｃａｌ

推定エネルギー必要量（kcal／日）：身体レベルⅡ（ふつう）
【女性】年代　18～29（歳）　１９５０ｋｃａｌ
【女性】年代　30～49（歳）　２０００ｋｃａｌ

※３　総エネルギーに占める割合が50～65％

※４　総エネルギーに占める割合が20～30％

FUTORANAI SENTAKU

CHAPTER 2

健康的なものを食べたい！

人気ごはん編

お手軽に野菜がとれるランチタイムの味方

SUBWAY

サンドイッチ

Good Choice

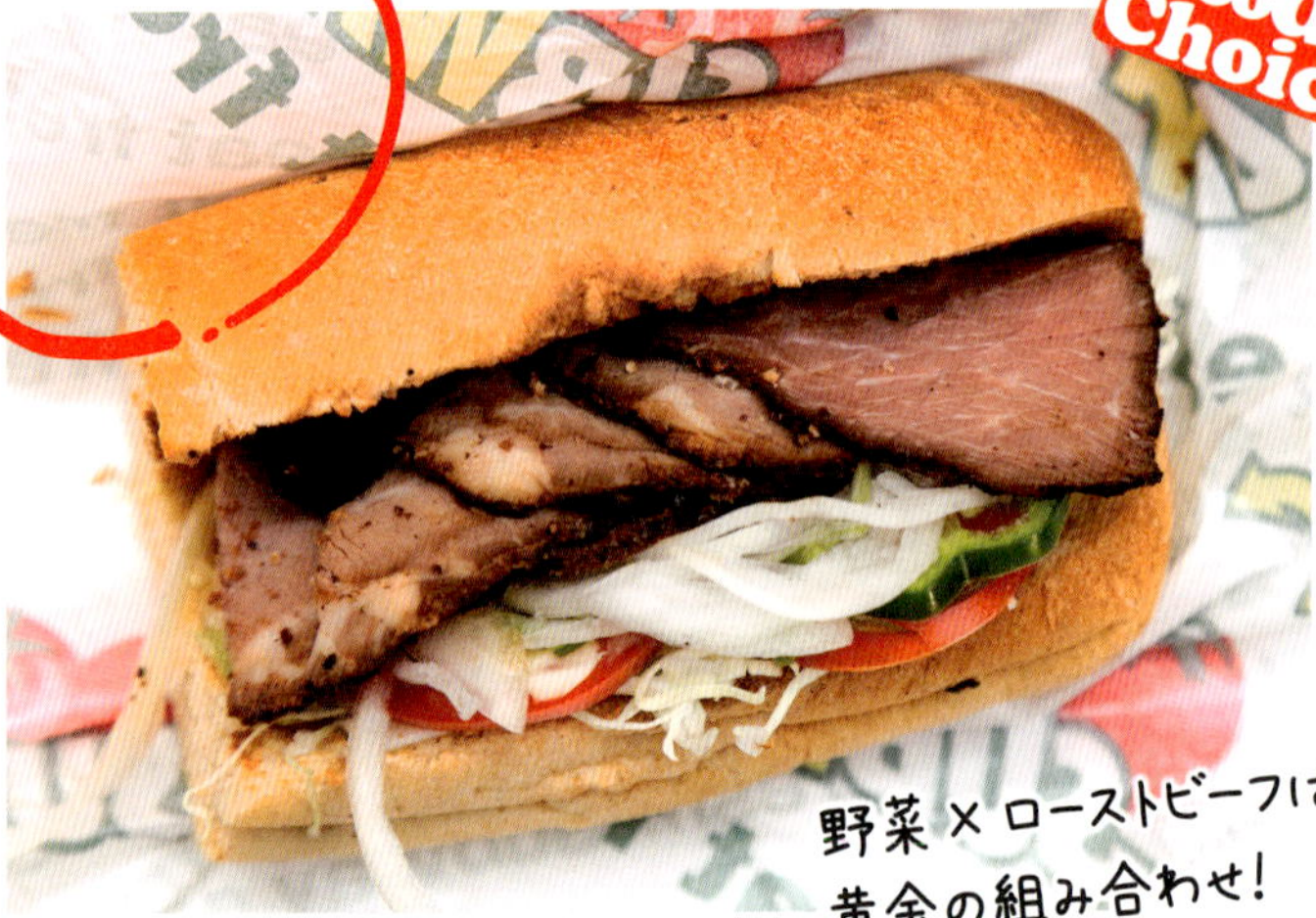

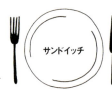

野菜×ローストビーフは
黄金の組み合わせ!

ローストビーフ～プレミアム製法～

カロリー：287kcal　炭水化物：38.4g
たんぱく質：18.9g　食塩相当量：2.0g
脂質：6.7g

赤身肉なので低カロリー!

ローストビーフはダイエット向き！

パンは、「ウィート」(180kcal)、「ホワイト」(179kcal)、「セサミ」(196kcal)、「ハニーオーツ」(190kcal)、「フラットブレッド」(227kcal)の5種類から選べます。「ウィート」は生地に小麦胚芽を混ぜ合わせたもので、小麦粉のみでつくられたパンよりもビタミンやミネラルが摂取できるので、おすすめ!

手軽に野菜がとれると、女性に大人気の SUBWAY。たくさんの種類の中から、お気に入りの具やパンをカスタムできるのが人気の理由。

店名：SUBWAY
種類：サンドイッチ
店舗数：全国 413 店舗

情報公開：WEB で栄養成分公開
調査方法：WEB と問い合わせ

Bad Choice

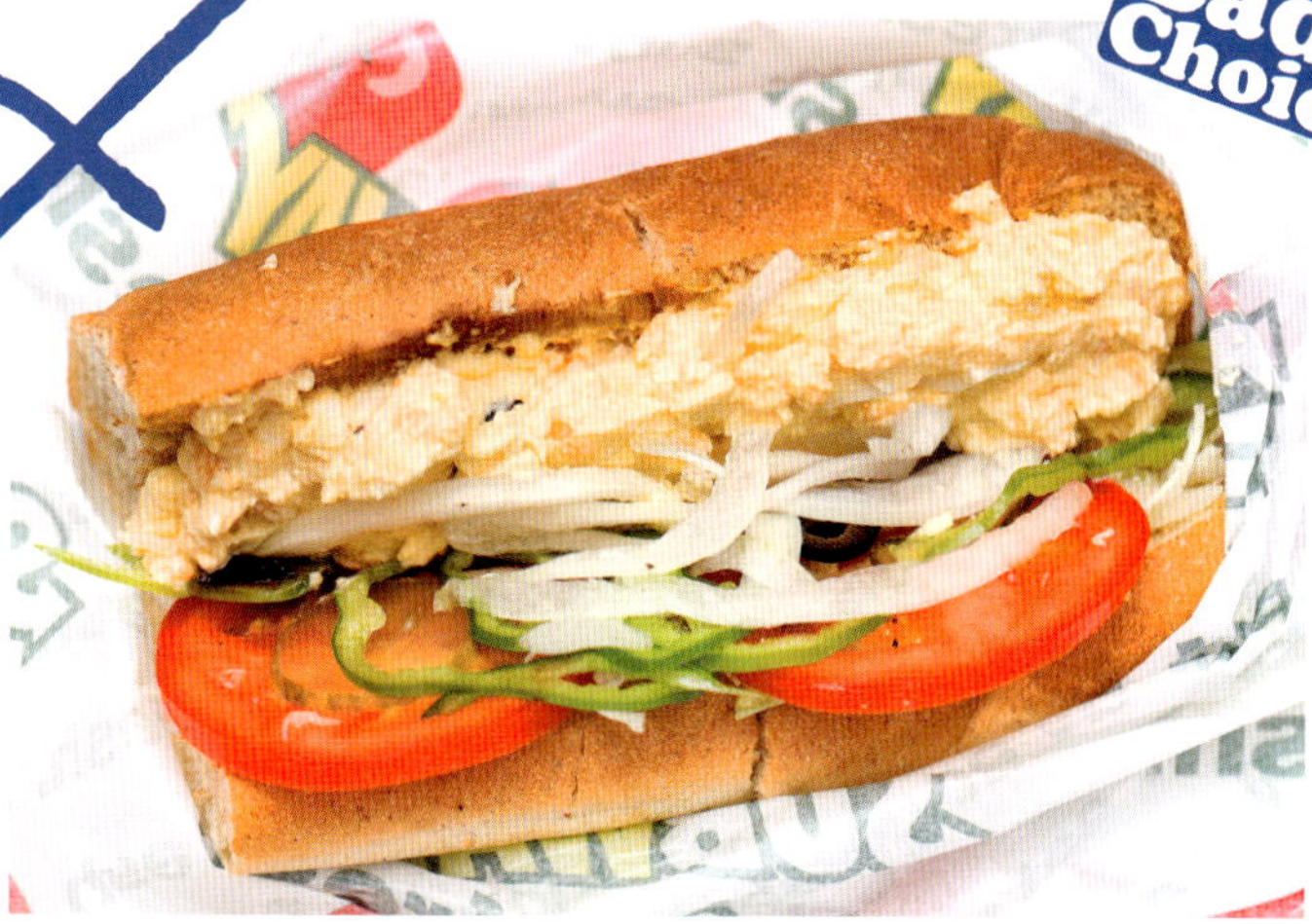

たまご

カロリー：389kcal
たんぱく質：13.0g
脂質：20.6g
炭水化物：38.2g
食塩相当量：2.7g

たまご × マヨネーズは
高カロリー＆高脂質！

たまごは意外に
高カロリー！

豆知識

パン選びで迷ったらこれ！

メニュー選びのポイント

「お肉＝太る」は大間違い!? 赤身肉を味方につける！

ホントはお肉が食べたい気分だけど、ＳＵＢＷＡＹに来たからにはヘルシーなメニューを選ばなきゃ！　と〝たまご〟をチョイスしていませんか？

一見ヘルシーに見えますが、実はたまごは市販のＭサイズでも一個あたり約90キロカロリーとカロリー高め。さらにマヨネーズであえているので脂質も多め。**意外なことに、カロリーと脂質の多さはＳＵＢＷＡＹで一番**です。

一方で、〝ローストビーフ〟に使われているオージー・ビーフは、美容や健康にいいとされている赤身肉。食べた満足感はあるのにカロリーも脂質も少なく、さらには貧血防止に役立つ鉄分も含まれている優秀食材。安心して食べましょう！

また、**鉄分はビタミンＣと一緒にとると吸収率がアップ**するので、野菜を多めに入れてもらうとなおＧＯＯＤです。ちなみに、チーズ・ツナ・ベーコンなどのトッピングは高脂質なので、これらの追加はあくまでも一種類までがベスト。

ビューティーポイント
POINT

SUBWAYで、はたして食物繊維はとれるのか？

野菜がたっぷり入っているSUBWAYのサンドイッチ。生野菜といえば、ビタミンや食物繊維がたくさん含まれているイメージがありますよね。食物繊維は、腸内環境を整えてくれる栄養素。ツラ～イ便秘や生活習慣病の予防に効果があるといわれています。

「日本人の食事摂取基準」によれば、成人女性の一日の目標量は18グラム以上。実際にどれくらいの食物繊維がとれるのか聞いてみました。


〈サンドイッチ一個あたりの野菜規定量〉

レタス（カット）	20g	ピーマン	5g
トマト	2枚	オリーブ	2枚
ピクルス	2枚	オニオン	10g

食物繊維量の合計　0・9g
※規定量なのであくまでも目安です。

意外にも、**サンドイッチからとれる食物繊維は1グラムにも満たないという結果に！** サンドイッチだけで十分な食物繊維をとるのはむずかしいようです。

ずば抜けて食物繊維が多いアボカドをトッピングするのがおすすめです。

ほっと安心する、家庭の味がうれしい

大戸屋

和定食

Good Choice

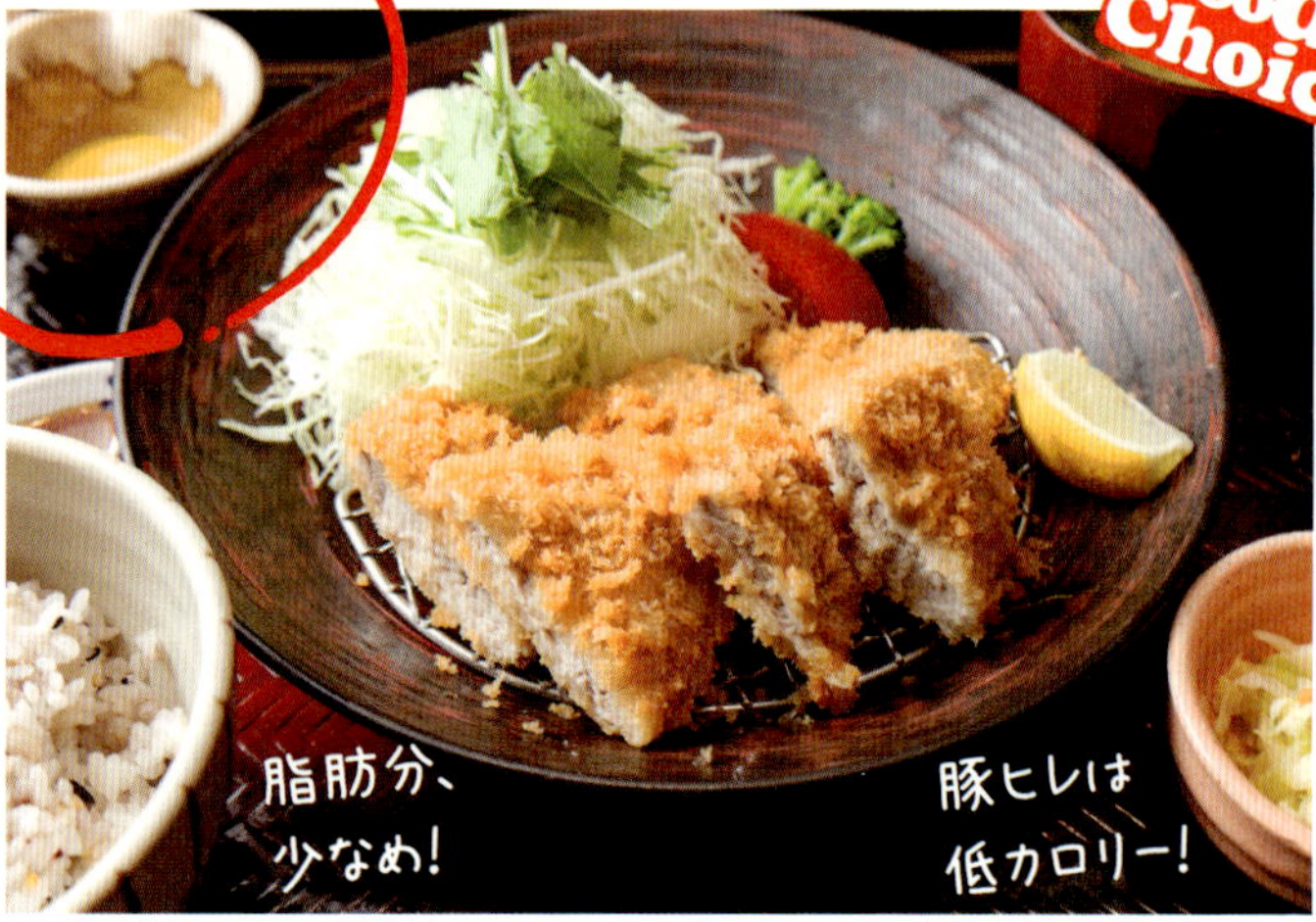

四元豚のヒレかつ定食

カロリー：693kcal　炭水化物：102.4g
たんぱく質：31.0g　食塩相当量：3.1g
脂質：16.1g

実は
脂肪少なめ！

通常、大手の外食チェーンでは、お店とは別に「セントラルキッチン」を構えており、そこで事前に加工したり下ごしらえをするのが一般的です。しかし、大戸屋ではお店に直接、野菜やお肉が届きます。新鮮な食材を、お店ですべて調理しているこだわりが、おいしさの秘密なのです。

定食屋ってちょっと入りづらいかも。でも大戸屋は別！ という人は多いのでは？ 健康的でヘルシーな定食は、すべてお店で手づくり。栄養満点で女子にやさしいお店です。

店名：大戸屋ごはん処
種類：和定食
店舗数：全国 348 店舗 / 海外 90 店舗（※2016 年 9 月 30 日現在）
情報公開：WEB で栄養成分公開
調査方法：WEB

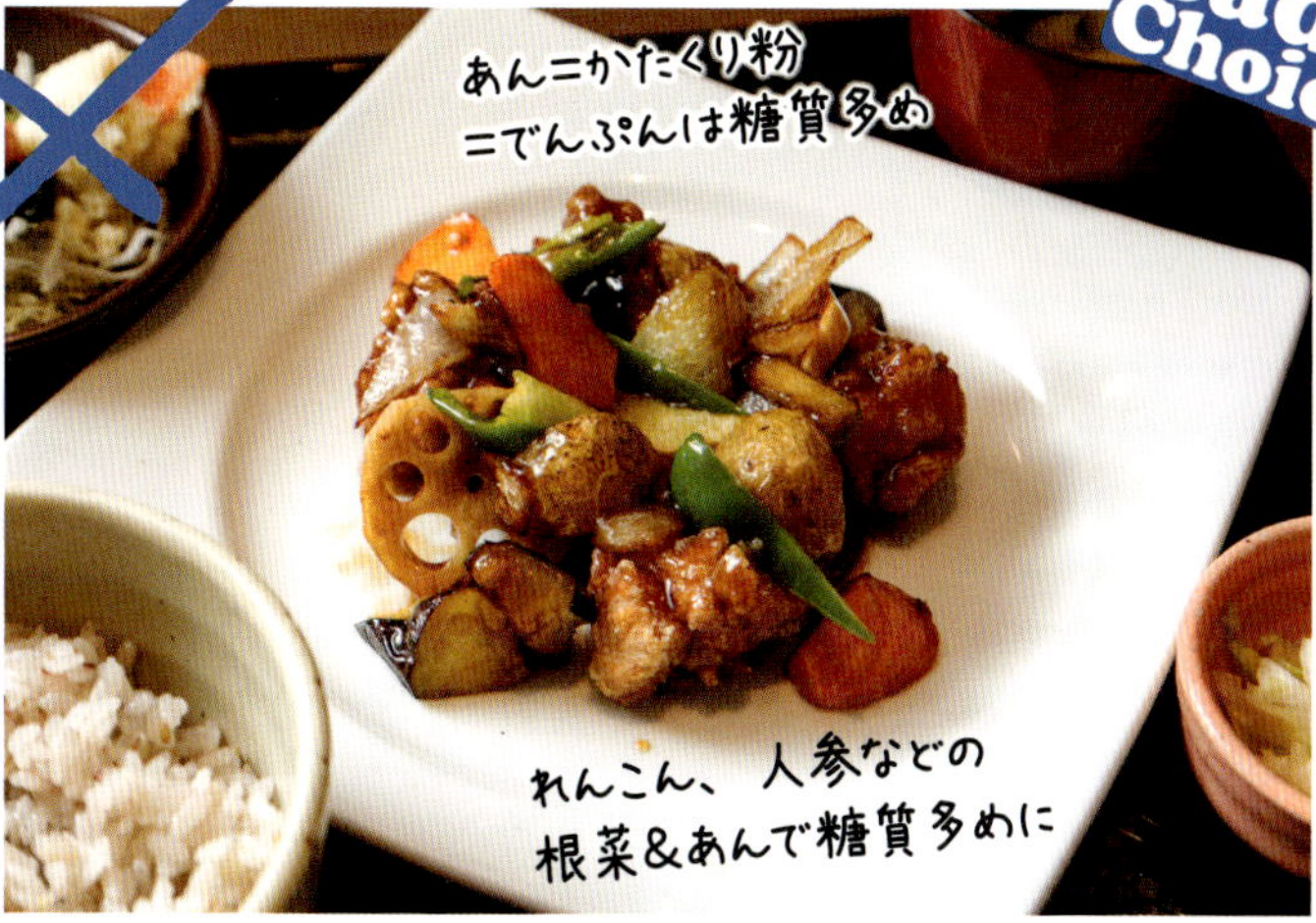
Bad Choice
あん＝かたくり粉
＝でんぷんは糖質多め
れんこん、人参などの
根菜&あんで糖質多めに

鶏と野菜の黒酢あん定食

カロリー：995kcal
炭水化物：137.1g
たんぱく質：27.5g
食塩相当量：5.2g
脂質：36.0g

一食でこの量は多い！

見えない糖質に
要注意！

豆知識　セントラルキッチンをもたないこだわり

メニュー選びのポイント

メニューの「野菜」ワードにすぐ飛びつかない！

大戸屋の人気メニューといえば、黒酢の酸味が食欲をそそる〝鶏と野菜の黒酢あん定食〟。野菜たっぷりだし、黒酢って健康によさそうだし、お肉だって鶏肉だし……とお気に入りの女子は多いのでは？

実はこれ、一食1000キロカロリー近くもある高カロリーメニュー。また、あんの原料の片栗粉（でんぷん）と、れんこんや人参などの根菜類には糖質がたっぷり。これもカロリーが高くなる原因です。

脂質と塩分も多く、これ一食で、どちらも一日の目標量の半分以上をとれてしまうのはちょっと多すぎ。

その点〝四元豚のヒレかつ定食〟はヘルシー。豚肉には糖質やアミノ酸をエネルギーに変えるサポートをするビタミンB1・B6やナイアシン、ビタミンB12が豊富で、キレイになりたい女子にぴったり。とくに**豚ヒレ肉はバラやロースと比べて脂肪分が少なく、低カロリーで高たんぱく質**。ダイエット中でも積極的に食べたい食材なのです。

ビューティーポイント
POINT

白米・玄米・雑穀ごはんって、ぶっちゃけ何が違うの？

玄米や雑穀ごはんって、なんとな～くからだに良さそうだけど、いまいち違いがわからない！ という人も多いのでは？ 簡単にまとめてみました。

◎玄米～もみからもみ殻を取りのぞいたもの
メリット　：精白していないためビタミン、ミネラル、食物繊維が豊富
デメリット：白米に比べて消化が良くない

◎白米～玄米を精米したもの
メリット　：食べやすい
デメリット：精白で糠が取りのぞかれているため、食物繊維やビタミン類が少ない

◎雑穀ごはん～白米にもちきびなどの雑穀をブレンドしたもの
メリット　：雑穀がプラスされているのでビタミン、ミネラル、食物繊維が豊富
デメリット：白米に比べて消化が良くない

玄米や雑穀ごはんは、**白米に比べて栄養価が高く、日本人に不足しがちな食物繊維も手軽に摂取できる**ので、積極的に食べたいですね。一方で消化がしにくいので、胃腸が弱い人はよく噛んで食べる、調子がよくないときは白米を選ぶなどの工夫を。

旬の食材を使ったデリで、
ヘルシーなオリジナルプレートがつくれる！

Café&Meal MUJI

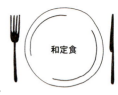

和定食

Bad Choice

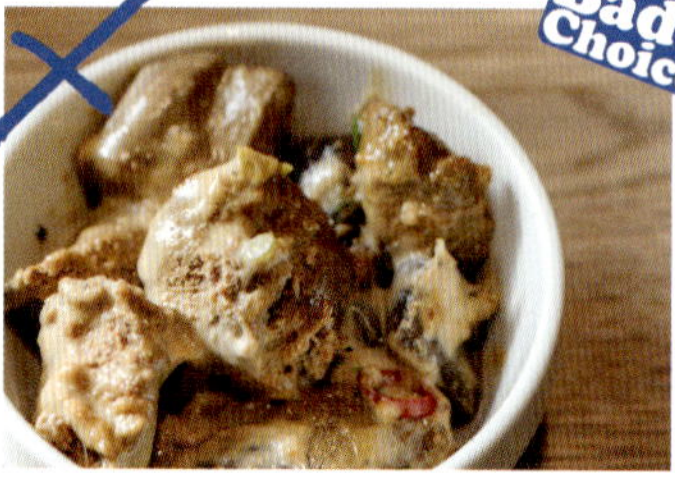

レバーとこんにゃくのからしマヨネーズ和え

カロリー：142kcal（1人前80gあたり）

マヨネーズは脂質多め！

Good Choice

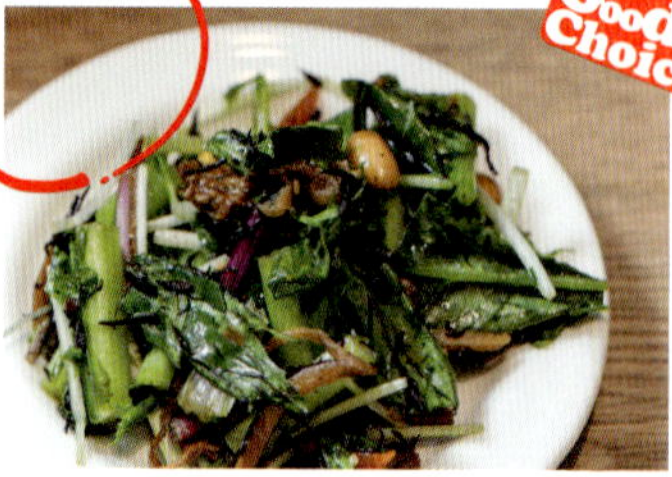

江戸菜とひじきのサラダ

カロリー：116kcal（1人前65gあたり）

鉄分がしっかりとれる！

メニュー選びのポイント

貧血女子にうれしいレバーも、ほかの具次第では黄信号！

鉄分豊富なレバーは、貧血女子の強い味方。ついつい選びたくなりますが、選ぶときはほかの具材にも注目することを忘れずに！　こんにゃくが低カロリーなので安心しがちですが、**脂質多めのマヨネーズであえているため、どうしてもカロリーが高めになります。**

鉄分をとるなら、栄養価が高いと注目されている江戸菜とひじきを使ったサラダをチョイス。大豆が入っているので女子にうれしいイソフラボンも摂取できます。江戸菜のシャキシャキとした食感も味わえてGOOD！

シンプルなデザインで、日用品が何でもそろう無印良品が経営するカフェ。季節の食材を使った何種類ものデリのなかから、お好みのプレートをつくれるのが人気の秘密！

店名：Café&Meal MUJI
種類：和定食
店舗数：全国 24 店舗／海外 12 店舗
情報公開：WEB で栄養成分一部公開
調査方法：WEB と問い合わせ

Bad Choice

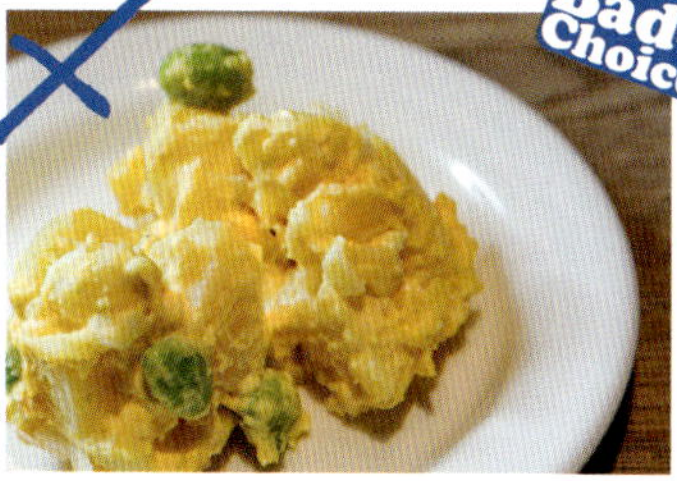

スイートコーンソースのポテトサラダ

カロリー：166kcal（1人前 100g あたり）

マヨネーズと似た原料のソースでカロリー高め！

Good Choice

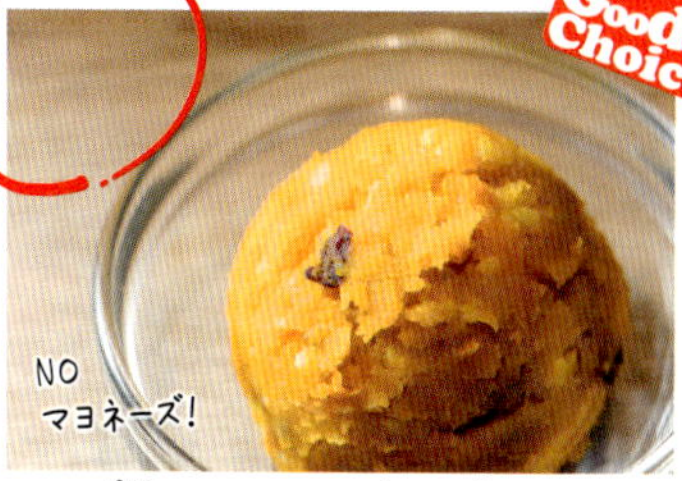

かぼちゃとさつまいものサラダ

カロリー：105kcal（1人前 80g あたり）

マヨネーズ不使用でカロリー低め！

メニュー選びのポイント

おいも系サラダは、マヨネーズの有無でジャッジせよ！

おいもを使ったサラダは、ホクホク食感と腹もちのよさが魅力。でも、ボリュームがあるぶん、カロリーも高そうなのが心配ですよね。

そんなときは、マヨネーズであえているか否かをチェック！　お店に問い合わせたところ、“スイートコーンソースのポテトサラダ”は、マヨネーズと似た原料でつくられたソースを使っているとのことで、カロリーも高めです。

一方“かぼちゃとさつまいものサラダ”はマヨネーズ不使用だそうで、素材のあまみを活かした味わい。選ぶなら、こちらがおすすめです！

Bad Choice

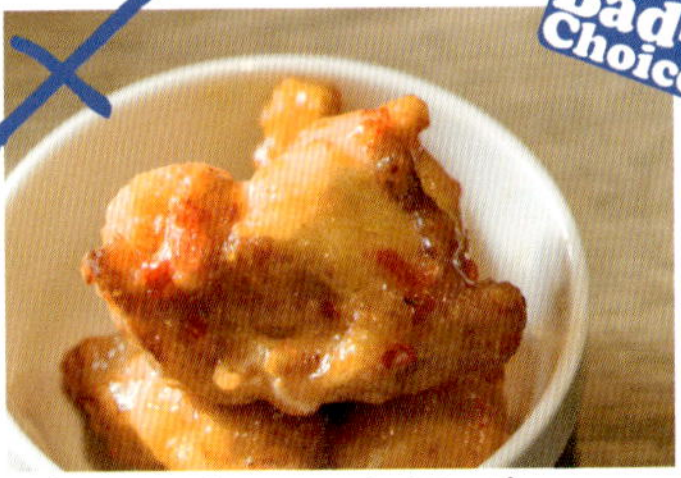

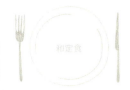

鶏ムネ肉のから揚げ チリソース

カロリー：202kcal（1人前 90g あたり）

あくまでも揚げもの。カロリーは低くない！

Good Choice

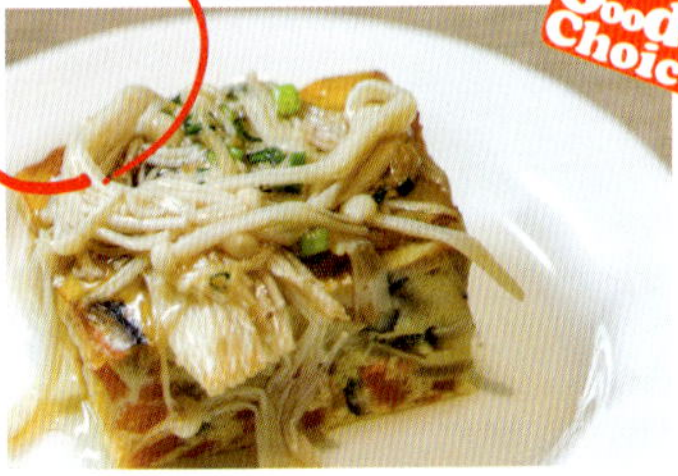

えのきあんと干し野菜の厚焼きたまご焼き

カロリー：86kcal（1人前 100g あたり）

たんぱく質と食物繊維をしっかり摂取！

メニュー選びのポイント

から揚げにしてはヘルシーだけど、もっと優秀なおかずに注目！

バラエティ豊かなデリのなかでも、しっかり食べたいときに魅力的なのが、人気の“鶏ムネ肉のから揚げ チリソース”。から揚げでこのカロリーは優秀ですが、あくまでも揚げもの。決してカロリーが低いわけではありません。

一方、“えのきあんと干し野菜の厚焼きたまご焼き”はそのはるか上をいく優秀さ。**たまごでたんぱく質を、干し野菜とえのきで食物繊維をとれる**ことはもちろん、うまみとボリュームがたっぷりなのでメインのおかずとしても遜色なし。これで一食100キロカロリー以下ですから、選ばない手はありません！

ビューティーポイント
POINT

噛めば噛むほど、キレイになれる！ Café&Meal MUJIには「噛む」メニューがたくさん！

「ひと口30回は噛みましょう」と言われたことはありませんか？

よく噛むことのメリットとして、脳の活性化などが挙げられますが、一番のメリットは、**噛んでいるうちに満腹中枢が刺激され、食事が少量ですむというダイエット効果があること。**

さらに、口のまわりの筋肉を動かすことで、**ほうれい線予防や小顔効果も期待**できます。ただ、常に左右どちらかでものを噛んでいると、噛まないほうの頬がたるんできたり、ほうれい線が強く出たりするケースもあるので、バランス良く噛むよう気をつけたいところ。

外食で手軽に食べられるものは、ハンバーグやカレーなどよく噛まなくても飲み込めるものが大半です。その点、Café&Meal MUJIでは、**乾燥野菜・たけのこ・ごぼう・れんこんなど、よく噛んで食べる必要のある食材が多く使われています。**ランチに「よく噛むメニュー」を取り入れることで、脳が活性化して午後の仕事がはかどることはもちろん、美容にも効果的で一石二鳥！

ここでしか買えない食材がたくさん！

成城石井

お惣菜

国内外から厳選された、高品質な商品が集まるスーパーマーケット。オリジナル商品も数多く扱っています。夕飯のおかずに一品買って行く女子多し！

店名：成城石井　　店舗数：全国 148 店舗 / 海外 9 店舗
種類：スーパーマーケット　　情報公開：なし　　調査方法：問い合わせ

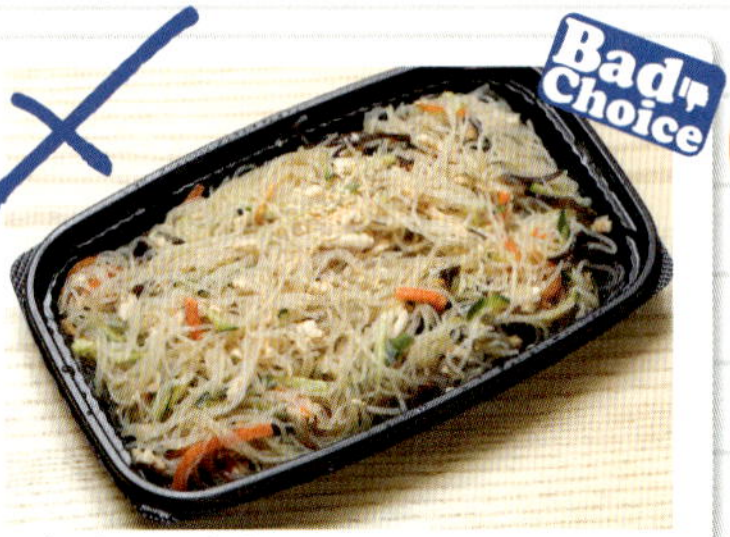

鶏肉とごまのさっぱり春雨サラダ

カロリー：467kcal　炭水化物：63.9g
たんぱく質：11.4g　食塩相当量：5.5g
脂質：18.0g

春雨は糖質多め！

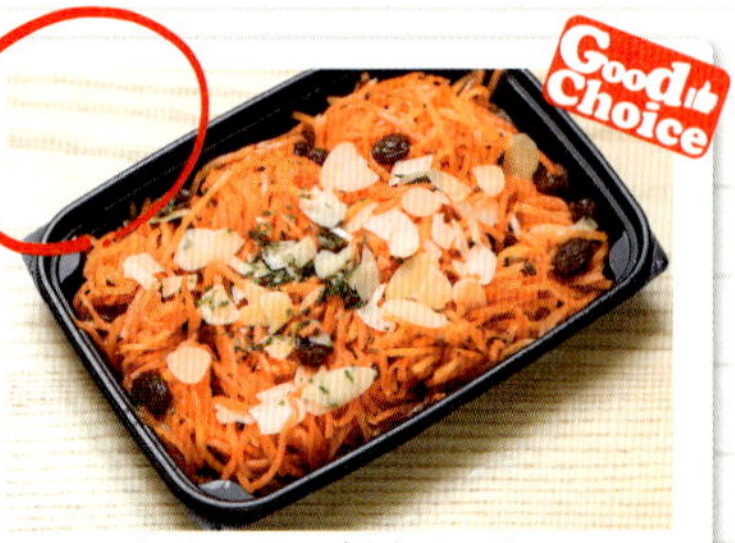

りんご酢ときび糖仕立てのキャロットラペ

カロリー：302kcal　炭水化物：41.3g
たんぱく質：2.4g　食塩相当量：3.2g
脂質：14.6g

人参には女子にうれしい栄養たっぷり！

メニュー選びのポイント

あっさりした春雨は、ヘルシーなふりがお上手

ヘルシーなイメージがある春雨サラダですが、**春雨は緑豆・じゃがいも・さつまいもなどのでんぷんからできているため、意外と高カロリー**。ミネラルは多少含まれていても**ビタミンはほぼゼロ**。イメージだけで選ばないように！

“りんご酢ときび糖仕立てのキャロットラペ” なら、低カロリーで栄養バランスもばっちり。人参からはベータカロテンやリコピンを、レーズンやナッツからは食物繊維を、そしてきび砂糖からはミネラルを豊富にとることができます。これこそ、美容にいい惣菜サラダ！

デパ地下でお買いもの帰りに、つい寄っちゃう！

RF1

お惣菜

新鮮な野菜を手軽に食べられるオシャレなお惣菜屋さん。色とりどりのラインナップに目移りすること間違いなし！

店名：RF 1　　店舗数：全国 167 店舗　　調査方法：WEB
種類：惣菜　　情報公開：WEB で栄養成分公開

Bad Choice

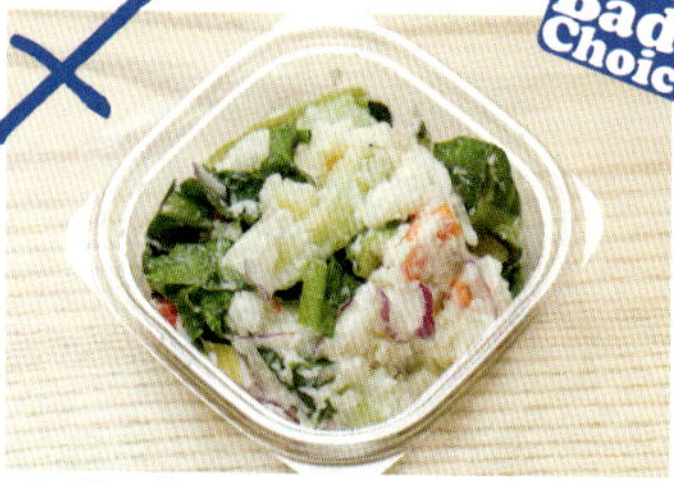

北海道男爵のデリシャスポテトサラダ（野菜量 15g）

カロリー：207kcal　炭水化物：13.2g
たんぱく質：7.3g　食塩相当量：1.3g
脂質：13.5g

ポテトサラダは脂質と糖質のダブルパンチ

Good Choice

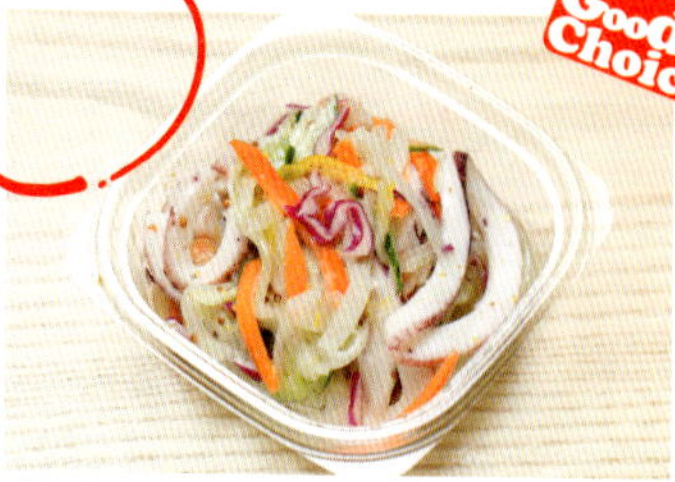

柔らかイカと野菜のマリネ マスタード風味（野菜量 65g）

カロリー：134kcal　炭水化物：9.7g
たんぱく質：10.0g　食塩相当量：1.3g
脂質：5.9g

イカは美容にもダイエットにも○

メニュー選びのポイント

「ポテトサラダ」と書いて、「太るサラダ」と読みます

野菜のお惣菜はどれを選んでもヘルシーな気がしますが、注意が必要なのはポテトサラダ。**糖質の多いじゃがいもを、脂質の多いマヨネーズであえているの**で、サラダといっても、栄養的にはチャーハンを食べるようなもの！

イチオシは“柔らかイカと野菜のマリネ マスタード風味”。**高たんぱく・低カロリーのイカは、むくみの解消につながるタウリンも豊富で、ダイエット中にぴったり**。おうちでの下処理が面倒なイカは、調理ずみのお惣菜で賢く取り入れたい食材です。また、マリネの酢に含まれるクエン酸は、疲労回復やお肌の若返りも期待できます。

フードメモ
MEMO

名前の響きでなんとなく選んでいるけど「オーガニック野菜」ってなあに？

最近いろんなところで耳にする**「オーガニック野菜」**。なんとなく良さそうだけど、一般的な食材と何が違うの？　なんて疑問を持っている人も多いのではないでしょうか。

「オーガニック野菜」は**「有機農産物」「有機野菜」**ともいわれ、簡単にいうと**「有機ＪＡＳ認証」を取得した野菜のこと**。これは、三年間定められた農薬や資材のみを使って栽培された農地を認定機関が審査し、認可されたものに対して与えられるものです。

オーガニックと表示されているのは野菜だけではなく、コスメや加工品など多岐にわたります。いずれも「有機ＪＡＳ」というマークがついているので、お店で探してみてくださいね。

オーガニック野菜のスゴイところは、**誰がどのような肥料や資材で栽培したものかちゃんとわかること**。実はお店で売られている野菜は、誰がどのようにつくったかわからないものがほとんどで、どのような農薬を何回使ったかも不明です。そういった野菜と比較すると、オーガニックであるという安心感はかなり違います。

農薬が使えると聞くと、「オーガニックなのに農薬を使ってもいいの？」と思う人も多いのですが、**オーガニック野菜は必ずしも無農薬栽培ではありません。**ただし、使える農薬は毒性が低いものに限られていて、一般栽培であたりまえに使われている除草剤や、地面のなかの虫や微生物を一網打尽にする土壌消毒剤などは使用禁止です。農薬をまったく使わないケースももちろんあります。

また、輸入オーガニック作物の場合は、輸送中のカビや害虫を防ぐため作物に直接散布されるポストハーベスト農薬は禁止です。さらに、検疫時に燻蒸処理された場合、輸出時にオーガニックであったとしても、オーガニックとしての販売はできなくなります。**これらの厳しいルールをクリアしたものだけが、オーガニックとして販売できる**のです。

ほかにも、排出する化学物質の少なさや、使える農薬が限られていることで畑のなかの生態系が守られるなど、目に見えないメリットがたくさんあります。

何が使われているかはっきりわからない一般栽培の野菜と比較して、安心できるのはもちろんですが、環境への影響という側面からもオーガニック食品を選択することには意味があるのです。

パスタなのにお箸スタイルが斬新

洋麺屋五右衛門

パスタ

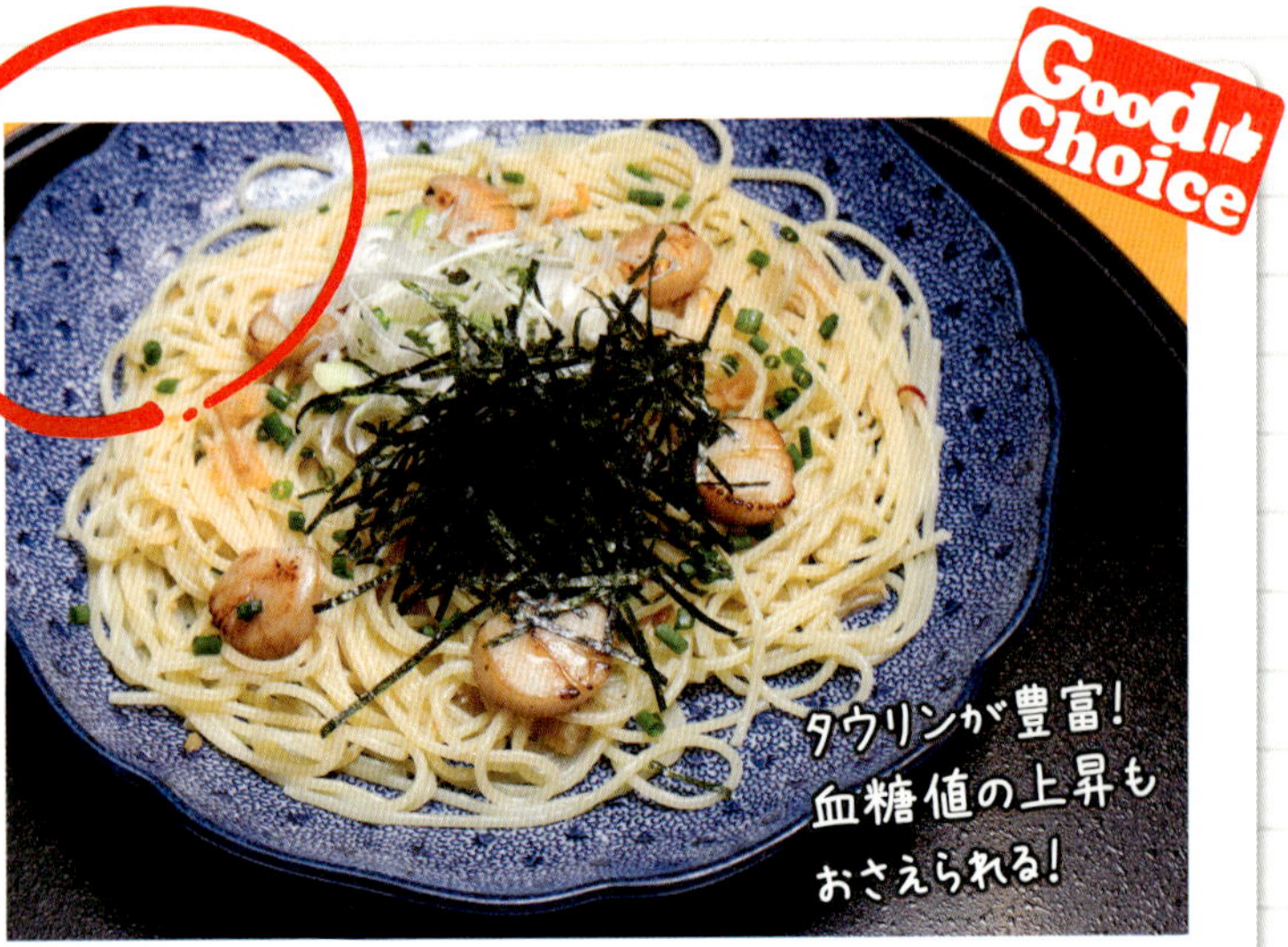
Good Choice
タウリンが豊富！
血糖値の上昇も
おさえられる！

帆立づくしのペペロンチーノ

タウリンを含む
帆立は優秀食材！

日本人好みのスパゲッティをつくるためさまざまなこだわりを持つ洋麺屋五右衛門。たっぷりのお湯が入る五右衛門釜を使用したゆで上げ麺に、盛りつけはお店オリジナルの有田焼。お箸スタイルなのもうれしい！

五右衛門釜でゆで上げたスパゲッティを、お箸でいただくのが五右衛門スタイル。和風・洋風合わせて 20 種類以上のメニューがあり、どれを選ぶか迷ってしまいそう！

店名：洋麺屋五右衛門
種類：スパゲッティ
店舗数：全国 193 店舗 / 海外 4 店舗
情報公開：なし
調査方法：問い合わせ

Bad Choice

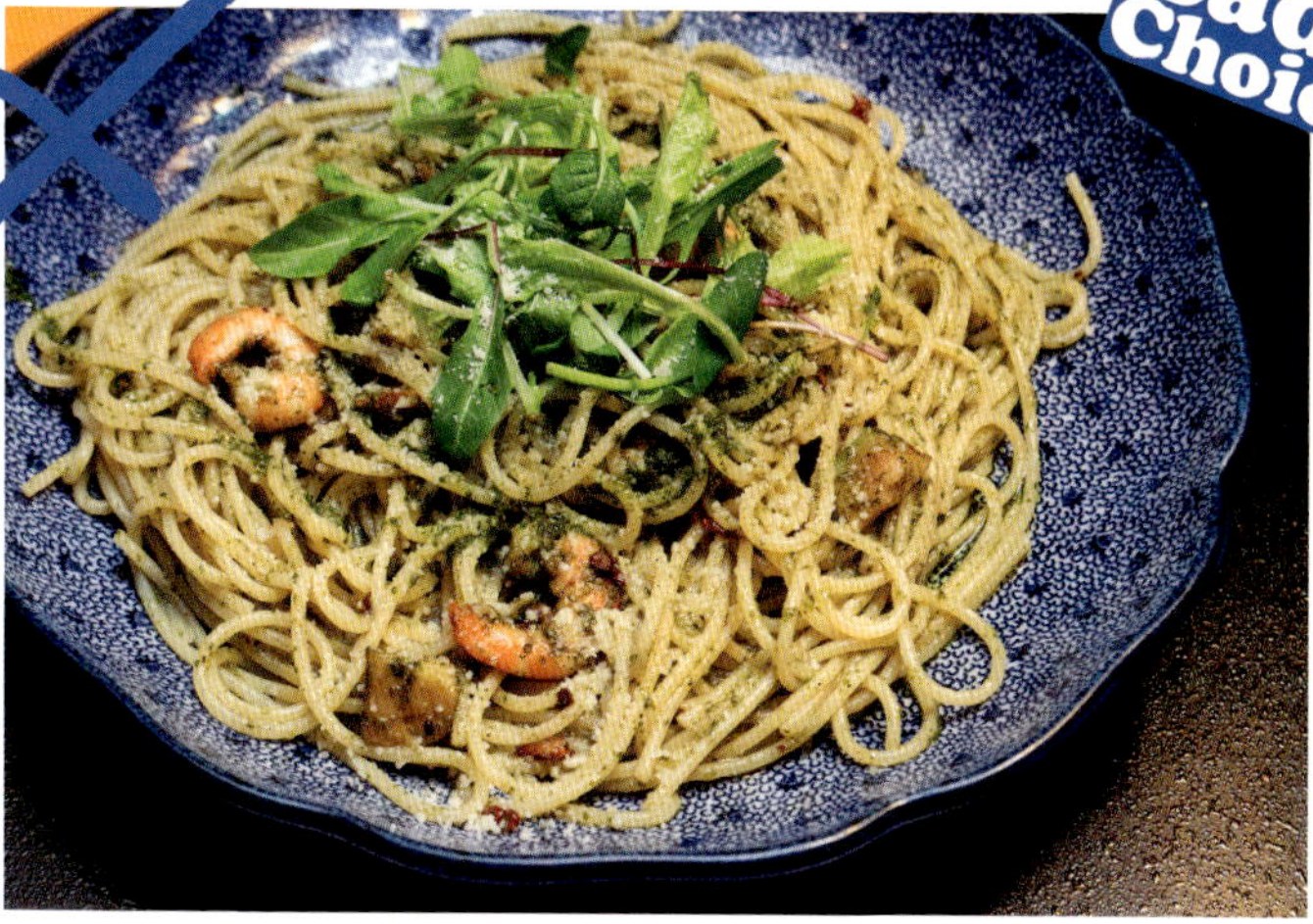

海老とアボカドのジェノベーゼ

バジルソースは脂質多め！

豆知識

日本人にとことん寄り添った創作スパゲッティ

メニュー選びのポイント

見えない脂質にご用心。「バジル＝緑＝ヘルシー」という思い込み

さっぱりバジルソースに、ぷりぷりエビとアボカド。女子の大好物が詰まったジェノベーゼは、グリーンの見ためも相まってなんだかヘルシーな印象ですが、実際はどうなのでしょう？　栄養成分は算出していないとのことだったので、使われている食材に着目してみました。

まずバジルソースは、一般的にバジルペーストにオリーブオイルや松の実などを加えてつくるもの。ソースの脂質が多くなるため、パスタの具には注意が必要です。エビは低カロリーですが、アボカドが脂質多め。結果、全体的に高カロリーになると考えられます。

ペペロンチーノは一見「がっつり飯」ですが、具の帆立がとっても優秀！　**タウリンが豊富に含まれ、疲労やストレス、アルコールなどで疲れた肝臓を元気にしてくれるほか、血糖値や血圧の上昇もおさえてくれます。**貧血予防に効くビタミンB12も豊富で、脂質は少なめで女子にうれしいパスタです。

フードメモ
MEMO

「生」がつくと、つい選びたくなる！「パスタ」と「生パスタ」の違いって？

生チョコ、生ビール、生キャラメル……。「生」とつくと、それだけで魅力的に聞こえてしまうから不思議ですよね。もちろん、生パスタも例外ではないハズ。では、実際にパスタと生パスタは何が違うのでしょうか？

◎パスタ（＝乾燥麺）

材料：デュラムセモリナ粉と水

特徴：ゆで時間が長い。歯ごたえのある食感。伸びにくい

デメリット：乾燥させる過程で、風味が抜けやすい

◎生パスタ（＝生麺）

材料：店ごとにさまざまな種類の小麦粉が使われている。たまごが入っている場合が多い

特徴：ゆで時間が短く、モチモチとした食感と小麦粉の風味が楽しめる

デメリット：伸びやすい

ちなみに、パスタは小麦粉などを練った麺類の総称。スパゲッティやニョッキ、マカロニなどは、パスタの種類のことです。

ビューティーポイント POINT

GI値が意外と低いパスタは太りにくい食材？

ランチにパスタを食べたいけど、炭水化物だから太りやすいよね……と、なんとなくためらってしまうことはありませんか？「パスタ＝太る」というイメージが強いのですが、実は意外にそうでもないのです。

GI値（※）という言葉を知っていますか？ これは、**食品を食べた際に血糖値が上昇するスピードを数字で表したもの**です。数字が高いほど、血糖値の上昇スピードは早くなります。これを下げるためにすい臓からインスリンというホルモンが分泌されるのですが、血糖値が急上昇すると大量にインスリンが分泌され、脂肪を蓄積しやすくなってしまいます。つまり、**GI値が高い＝太りやすい**と言えるのです。

実際にGI値を見てみると、**ごはんは81**、**うどんは85**、それに対して**パスタ類は65**と意外に低め。これは、**パスタの原料のデュラムセモリナ粉の消化吸収が、一般的な小麦よりもゆっくりとしているから**です。生パスタは、デュラムセモリナ粉だけでつくられていないので、GI値だけで見ると、パスタのほうが若干低めですが、使用している具材にもよるので一概にはいえません。食べ方に気をつけて、血糖値上昇をおさえましょう。

※　Glycemic Index（グリセミックインデックス）

〈血糖値を上げないパスタの食べ方〉

①パスタの前にサラダかスープを

パスタはGI値が低いとはいえ、炭水化物には変わりありません。セットにサラダやスープをつけて、糖質の吸収をゆるやかに。

②ソース選びに注意

カルボナーラなどのクリームソースは、生クリームなどが入っているので脂質も多め。食物繊維やリコピンがとれるトマトベースか、ペペロンチーノなどのオイルベースのものがおすすめ。

③具材選びにひと工夫

ベーコンなどの肉類が入っていると、さらに脂質がアップ。魚介類や、野菜やきのこが入ったものがベスト！

働く女子がホッとひと息つける場所

Soup Stock Tokyo

スープ

「食べるスープ」がコンセプト。化学調味料や保存料を使わず、旬の食材のうまみを活かしたやさしいスープは、働く女子の味方。

店名：Soup Stock Tokyo　店舗数：全国 57 店舗／海外 1 店舗　調査方法：WEB
種類：スープ　情報公開：WEB で栄養成分公開

Bad Choice

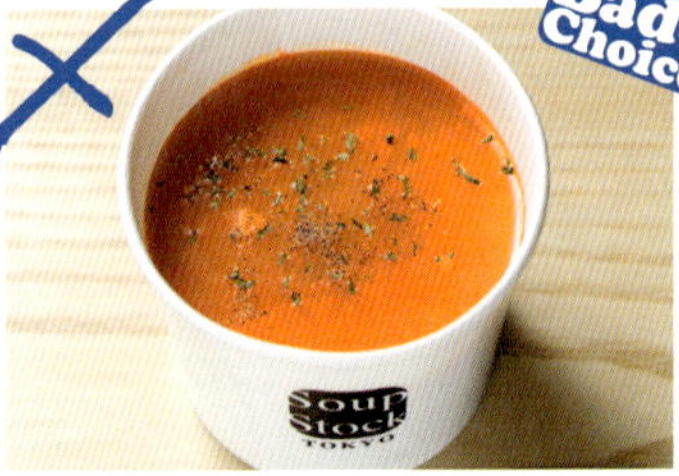

オマール海老のビスク
（S サイズ）

カロリー：122kcal　炭水化物：13.9g
たんぱく質：4.0g　食塩相当量：1.1g
脂質：5.6g

ミネストローネの約4倍！

クリーム系は高脂質！

Good Choice

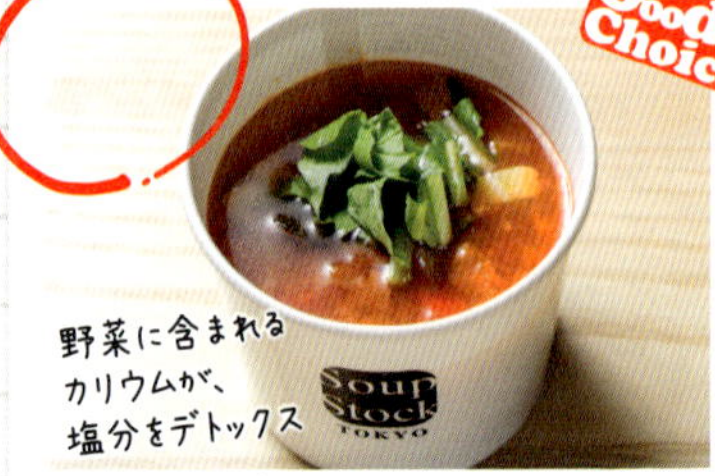
野菜に含まれる
カリウムが、
塩分をデトックス

イタリア産トマトのミネストローネ（S サイズ）

カロリー：72kcal　炭水化物：13.1g
たんぱく質：1.8g　食塩相当量：0.9g
脂質：1.3g

野菜で満腹感＆塩分デトックス！

メニュー選びのポイント

スープ選びの鉄則はクリーム系より、具材ゴロゴロ系

スープストックの人気商品といえば、“オマール海老のビスク”。見るからにおいしそうですが、ダイエット中はぐっとガマン。トロッとしたクリーム系は小麦粉・バター・牛乳・生クリームなどが使われている可能性があるので、高カロリー・高脂質になりがちです。

一方 “イタリア産トマトのミネストローネ” は一食１００キロカロリー以下！　野菜がゴロゴロ入っているので、満足感も腹持ちも良し。さらに、**野菜に含まれるカリウムが、塩分の排出を促してくれます。**

クリーム系より、具材ゴロゴロ系。スープを選ぶときの鉄則です！

FUTORANAI SENTAKU

CHAPTER 3

ホッと
ひと息つきたい！

カフェ&スイーツ編

お好みの味を自由自在にカスタマイズ！

タリーズコーヒー

ドリンク

Good Choice

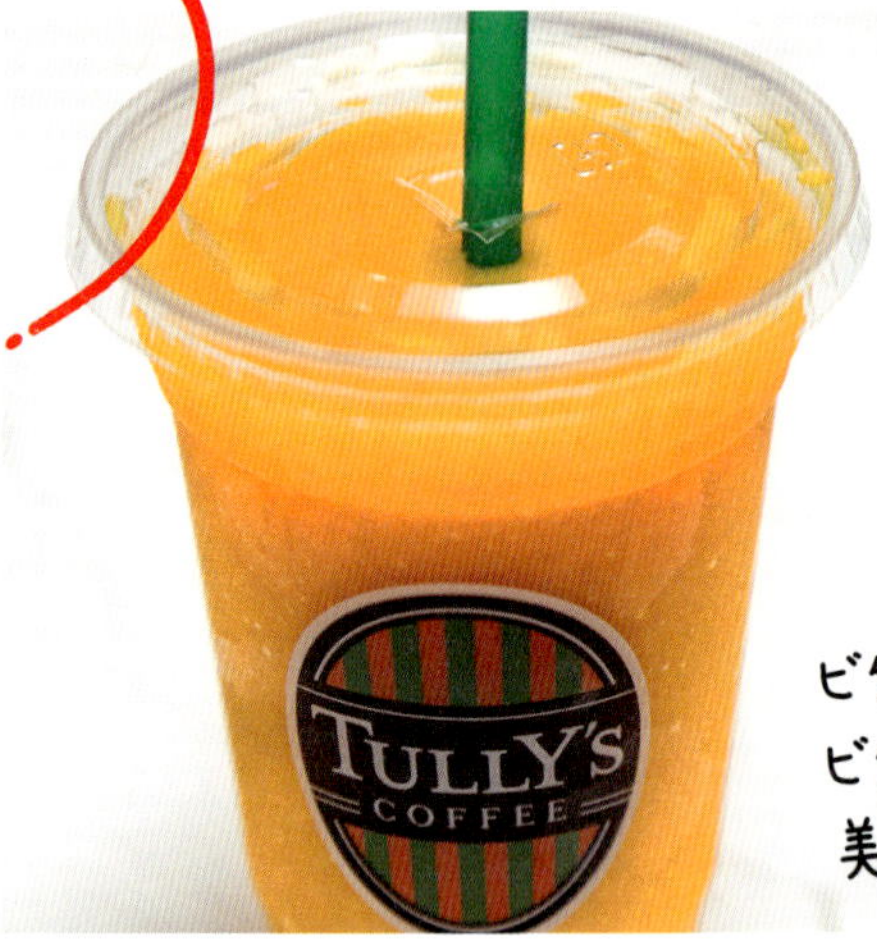

ビタミンAや
ビタミンCで
美肌に！

マンゴータンゴスワークル
（トールサイズ）

カロリー：151kcal　炭水化物：39.8g
たんぱく質：0.4g　食塩相当量：0g
脂質：0g

ホイップクリームなしが吉

低カロリーで、
ビタミンもとれる
優秀ドリンク！

アメリカ西海岸から発展した、シアトル系コーヒー。浅く焙煎したコーヒー豆を使ったアメリカンコーヒーに対して、イタリア式のエスプレッソにミルクやフレーバーなどのアレンジを加えたものをいいます。ミルクと合わせることが多いため、濃いめに抽出できる深煎り豆を使用しているのも特徴です。

アメリカのシアトル系コーヒーの代表タリーズ。ドリンクのトッピングメニューが豊富で、アイスクリームやはちみつなどを追加して、オリジナルメニューをつくれちゃうのもうれしい。

店名：タリーズコーヒー
種類：カフェ（ドリンク）
店舗数：全国 648 店舗
情報公開：WEB で栄養成分公開
調査方法：WEB と問い合わせ

Bad Choice

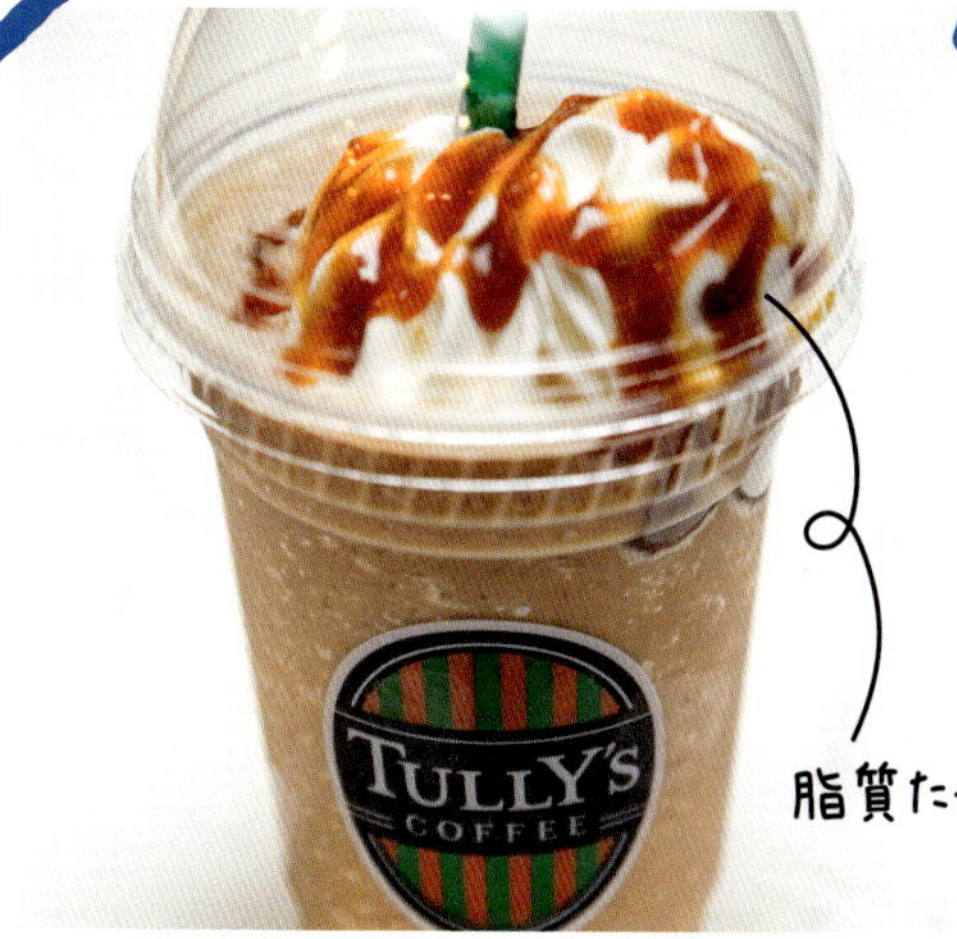

脂質たっぷり

キャラメルチョコクリームスワークル（トールサイズ）

カロリー：340kcal
たんぱく質：5.2g
脂質：8.5g
炭水化物：62.8g
食塩相当量：0.4g

マンゴータンゴスワークルの約2倍！

ごはんを食べるのと変わらない炭水化物量！

豆知識　シアトル系コーヒーってなあに？

メニュー選びのポイント

世のダイエット女子に告ぐ。ホイップクリームをのせない勇気を持とう！

タリーズコーヒーのオリジナルフローズンドリンク、〝スワークル〟。新作が発売されると飲まずにはいられないという人も多いでしょう。

ダイエット中だからスワークルを飲まない！　なんてかえってストレスがたまりそう。でも大丈夫！　スワークルも選び方次第で楽しめます。

ホイップクリームとキャラメルナッツソースがたっぷりのった〝キャラメルチョコクリームスワークル〟を選んでしまう人は、自分にもあま～い証拠。**お茶碗一杯分のごはんよりも糖質が多いドリンク**ですから、当然ダイエットにいいわけはありません。

ここではあまいドリンクのなかでダントツ低カロリーの〝マンゴータンゴスワークル〟を選ぶのがいい選択！　問い合わせたところ、マンゴー果汁（ピューレ状）を使っているそう。マンゴーにはビタミンＡやビタミンＣが豊富に含まれているので、美肌づくりにも効果的です。

もちろん、ホイップクリームやシロップのトッピングはＮＧですよ！

外食コラム
COLUMN

わたしたちが生クリームだと思っているものの正体。植物油脂は全然ヘルシーじゃない！

スイーツ女子が大好きな生クリーム。ところで、「生クリーム」をホイップしたものを「ホイップクリーム」だと思っている人が多いですが、このふたつ、実は全然違うものだということを知っていましたか？

◎生クリーム：「乳製品」。牛乳が原料。濃厚なコクと乳脂肪のあまみが特徴

◎ホイップクリーム：「乳等を使用原料とする食品」。菜種油やパーム油などの植物油に、乳化剤や安定剤を加えたもの。さっぱりした味わいが特徴

実は**ホイップクリームは「乳製品」ではなく、「乳等を使用原料とする食品」。安価で賞味期限が長いため、コンビニエンスストアやファストフードのスイーツによく使われます。**「生クリーム使用」と明記されていなければ、ホイップクリームが使われていると考えていいでしょう。原料が植物性油脂だから健康的ということはなく、エネルギーは生クリームとだいたい同じ。ダイエット中は控えたほうがベター。

イタリアンエスプレッソをゆったり楽しむなら

エクセルシオール カフェ

ドリンク

Good Choice

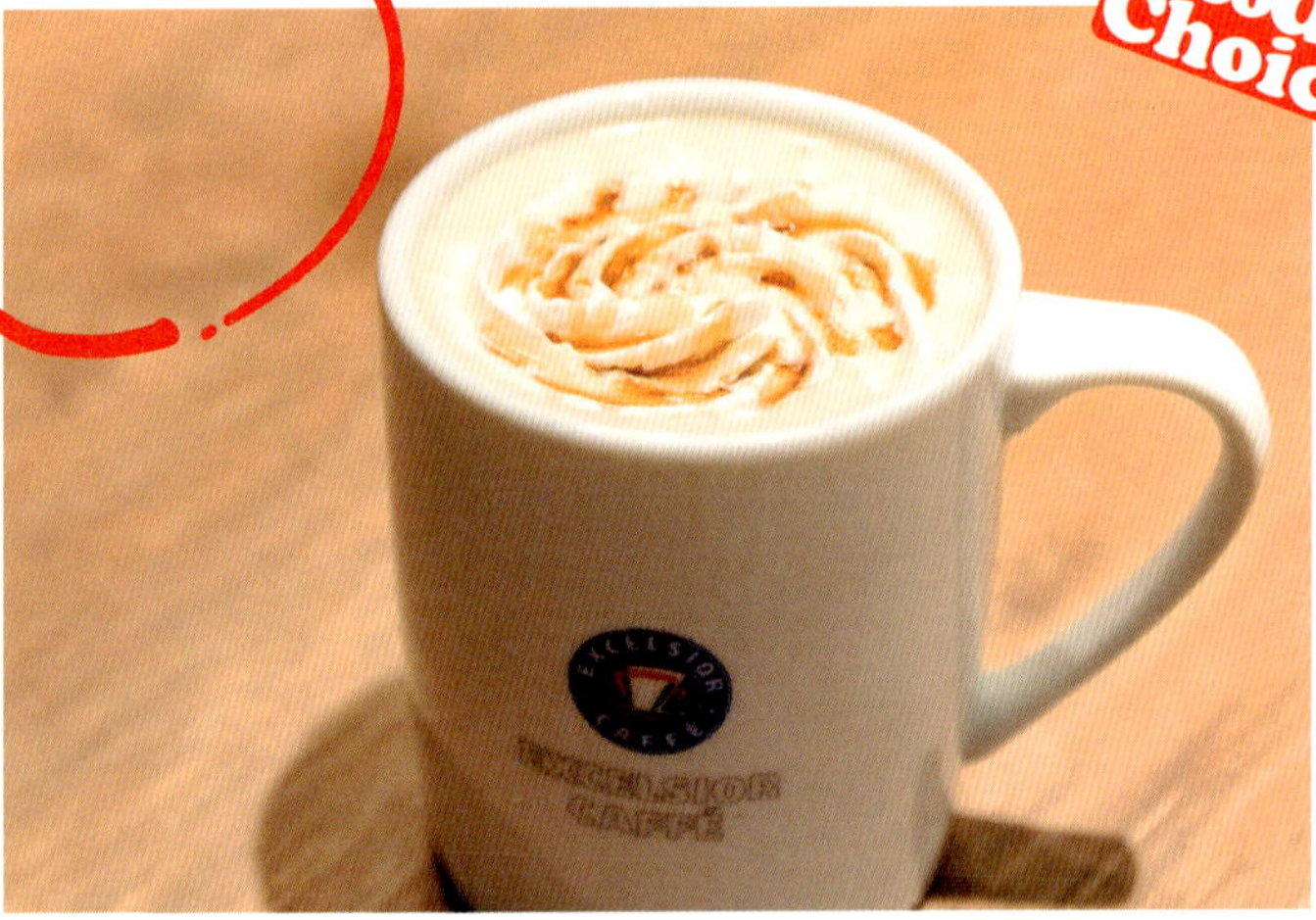

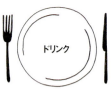

メープルロイヤルミルクティー（M サイズ）

カロリー：194kcal　炭水化物：24.7g
たんぱく質：5.6g　食塩相当量：0.2g
脂質：8.6g

ホイップクリームがのっていても
低カロリー！

ベースが紅茶なら、
ホイップクリームも
怖くない！

エクセルシオール カフェといえば、パニーニ。イタリア語でサンドイッチを意味します。パンは、外はパリっと中はふっくらの「フォカッチャ」、口溶けのよい「ブロッチェン」、もちもちの「チャバッタ」の 3 種類。よく噛んで腹持ちも◎！

イタリアンエスプレッソを中心としたコーヒーショップ。ゆったりくつろげる雰囲気が特徴。パニーニサンドなどのオトナなフードも豊富！

店名：エクセルシオール カフェ
種類：カフェ（ドリンク）
店舗数：全国 120 店舗
情報公開：WEB で栄養成分公開
調査方法：WEB

Bad Choice

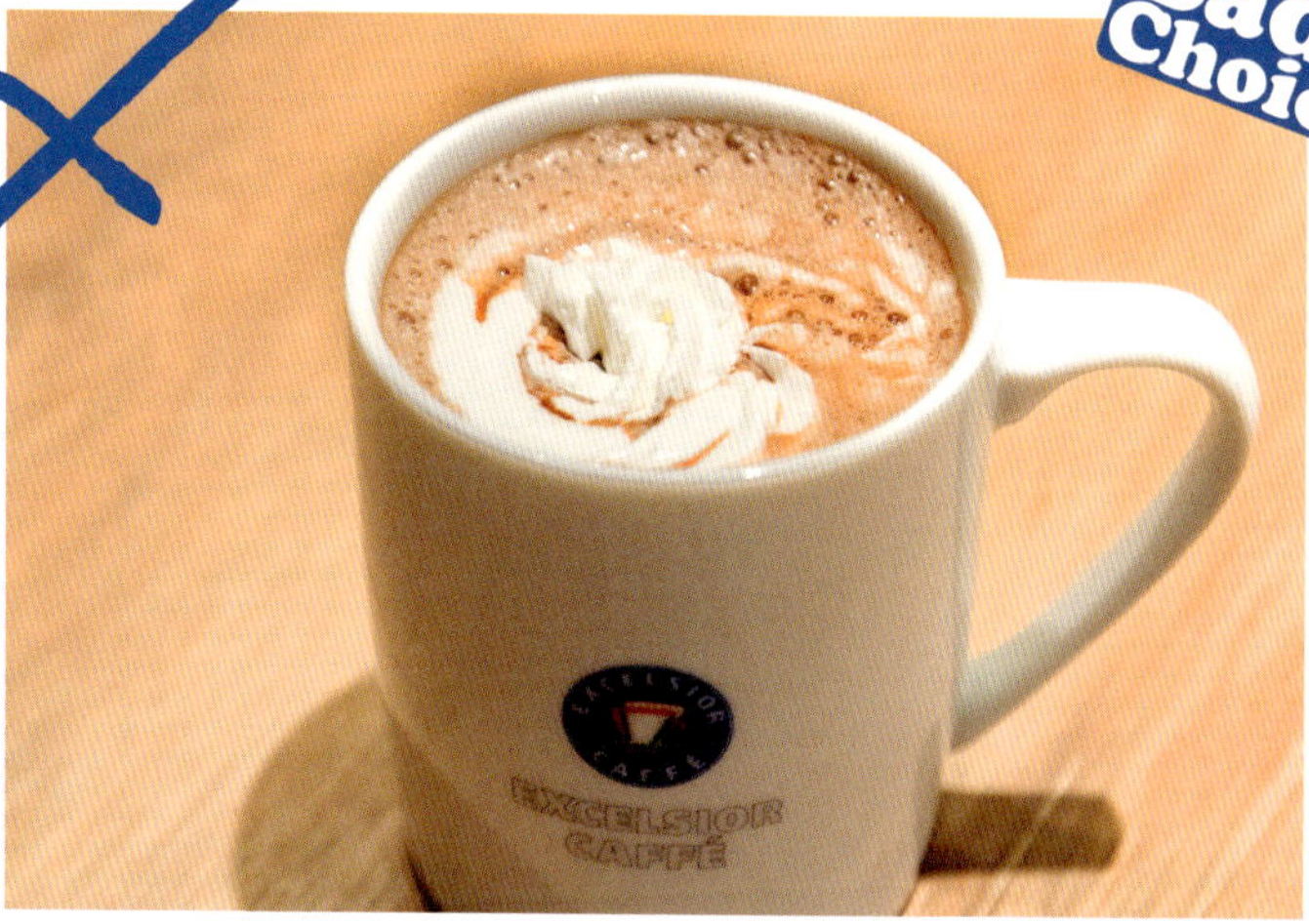

ココア（M サイズ）

カロリー：486kcal　炭水化物：69.6g
たんぱく質：6.1g　食塩相当量：0.7g
脂質：20.2g

ココアは高いの三拍子！

もはや飲みものとは思えないカロリーの高さ！

豆知識 サンドイッチもイタリアンスタイル！

メニュー選びのポイント

それでもホイップクリームが必要な日は、ベースを紅茶にしちゃえば罪悪感ゼロ！

ホイップクリームたっぷりの〝ココア〟と〝メープルロイヤルミルクティー〟。ダイエット中は禁断のドリンクですが、「クリームたっぷりのドリンクをどうしても飲みたい！」「ストレスがたまって仕方ない！」なんてときは、どちらを選べばいいのでしょうか？

一見、リラックス効果のあるポリフェノールが豊富なココアがよさそうにも思えますが、エネルギー量に注目すると一杯でこの数値はさすがにカロリーオーバー。ただでさえあま～いココアにホイップクリームが加わると、ドリンクとは思えないカロリーになるのです。

対して〝メープルロイヤルミルクティー〟は**紅茶と牛乳がベースのため、カロリーが半分以下**。

ホイップクリームをどうしてもガマンできないときは、**できるだけベースがあまくないドリンク**を選ぶようにしましょう。

フード メモ MEMO

上手に取り入れたい！ カフェインって、なあに？

コーヒーや紅茶、ココアに含まれているカフェイン。ハードワークが続くと、「カフェインがないとツライ！」という女子も多いのでは？

カフェインとは、コーヒー豆や茶葉、カカオ豆、ガラナなどに含まれている植物由来の成分です。眠気覚ましや集中力アップ、疲労回復などさまざまな効果が期待できるといわれています。

〈カフェイン量目安〉（100mlあたりに含まれるカフェイン量目安（※））

◎レギュラーコーヒー 60mg　◎紅茶 30mg

◎インスタントコーヒー 57mg　◎煎茶 20mg

日本ではカフェインの摂取量に明確な基準はありませんが、食品安全委員会のファクトシートによると、国際機関による**健康な成人の一日の摂取目安量は400mg以下**。コーヒーだとだいたいマグカップ2～3杯分です。

カフェインのとりすぎは、不眠症や急性中毒症などを引き起こす可能性もあるので飲む量はほどほどに。

※食品安全委員会平成23年3月31日「食品中のカフェイン」ファクトシートより

お手頃な価格設定がうれしい

ドトールコーヒーショップ

ドリンク

Good Choice

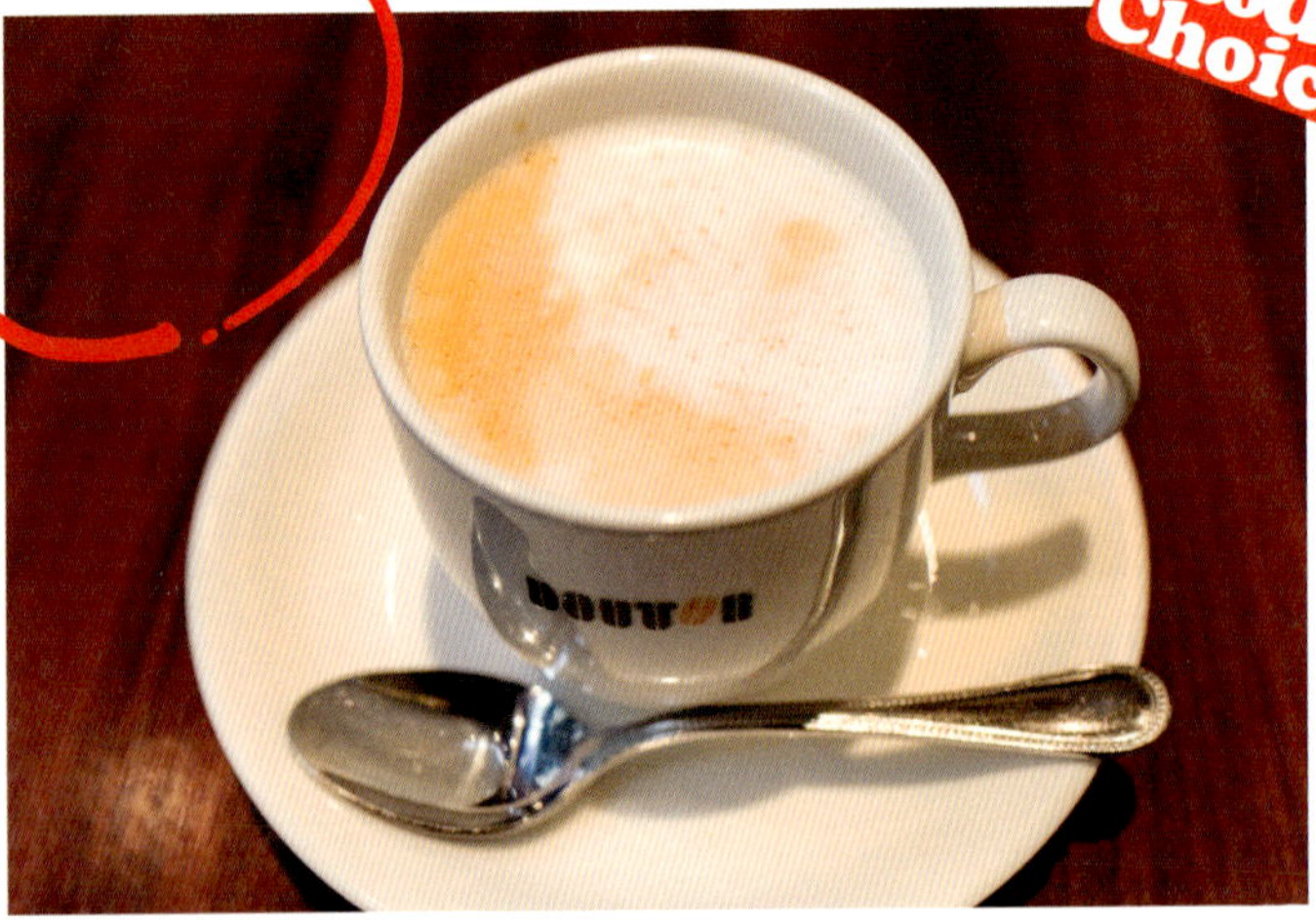

豆乳ラテ（Sサイズ）

カロリー：68kcal　炭水化物：4.7g
たんぱく質：3.6g　食塩相当量：0.2g
脂質：4.0g

豆乳でも脂質は多め

100kcal 以下と低カロリー！

糖質少なめで安心

ドトールのオリジナルサンドイッチとして人気なのが、ミラノサンド。具の種類がA～Cの3種類なのは、実は1993年から変わらないという歴史ある看板商品！　最近では、3種類にプラスして季節限定の味も展開。長く愛される商品は、日々進化し続けているのです。

お手頃価格で、おいしいコーヒーが飲めるのがうれしいドトール。サンドイッチなどの軽食も充実しているのでランチタイムにも！

店名：ドトールコーヒーショップ
種類：カフェ（ドリンク）
店舗数：全国 1107 店舗
情報公開：WEB で栄養成分公開
調査方法：WEB

Bad Choice

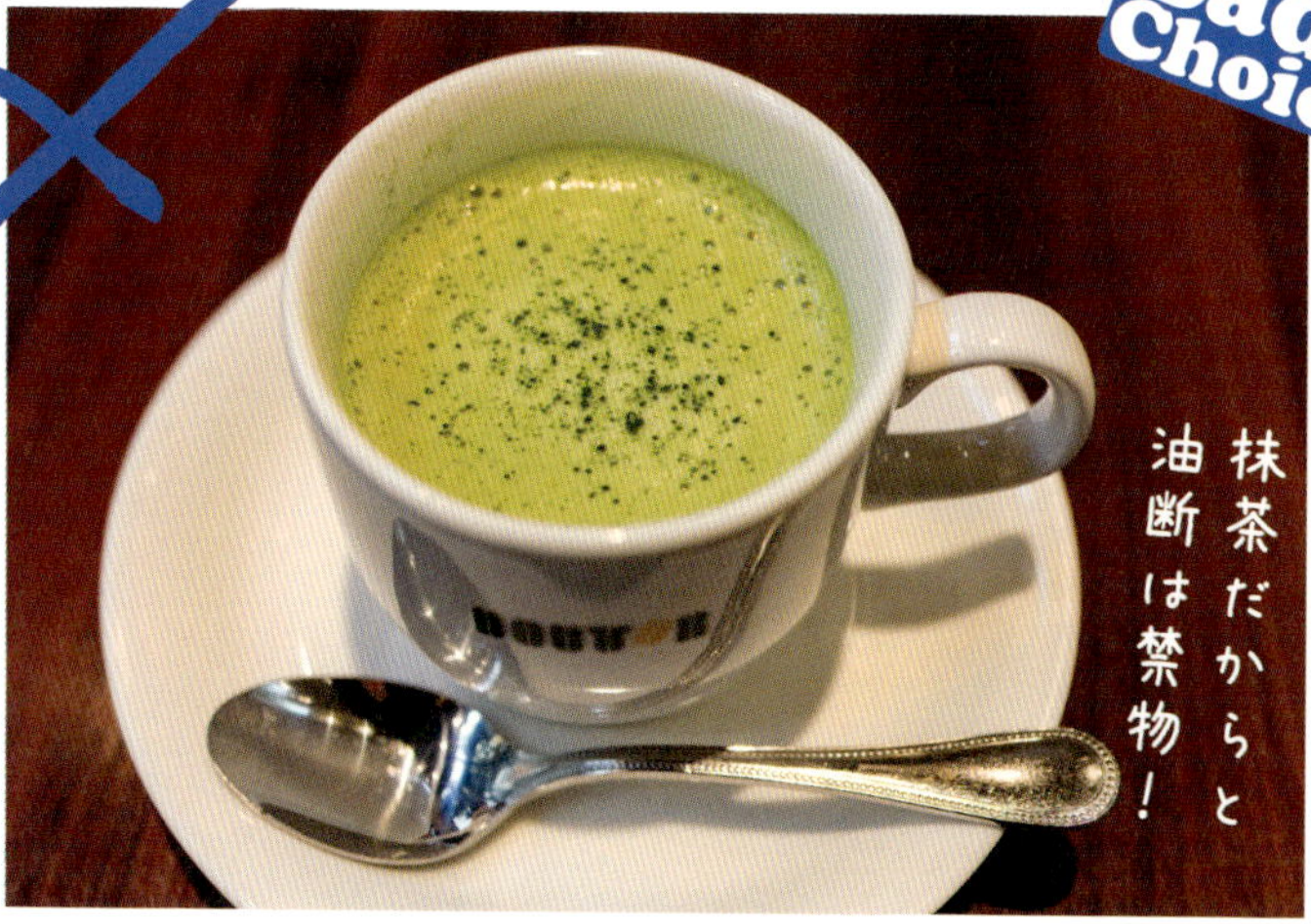

宇治抹茶ラテ（S サイズ）

カロリー：132kcal
たんぱく質：3.9g
脂質：3.3g
炭水化物：21.9g
食塩相当量：0.1g

お砂糖たっぷり

目に見えない糖質に要注意！

豆知識 ドトールの看板商品といえば

メニュー選びのポイント

抹茶だからヘルシー？　いえいえ、お砂糖たっぷりのドリンクです

ラテは女子の大好物。そして、抹茶も女子の大好物。このふたつをミックスした〝宇治抹茶ラテ〟は、もはや女ゴコロを知り尽くした神ドリンクといえるでしょう。そんなあまい誘惑に負けて、ドリンクだからと飲みすぎるのは、自ら太る宣言しているようなもの！

抹茶というとヘルシーそうですが、なんと**〝豆乳ラテ〟と比べると糖質は約４倍**です。なぜこんなに高いかといえば、そう、砂糖がた～っぷり入っているからです。ラテが飲みたいときは、抹茶への恋ゴコロは胸にしまって〝豆乳ラテ〟をオーダーするのがおすすめ。摂取カロリーは半分近くまでおさえられます。間違っても砂糖は足さないようにしてくださいね！　豆乳そのものの自然なあまみを楽しみましょう。

ただし〝豆乳ラテ〟に使われている可能性のある調製豆乳は脂質が多め。飲みすぎはＮＧです。

フード
メモ
MEMO

ソイラテ好きに告ぐ。カフェで使われる豆乳はほんものじゃない？

豆乳は、女性ホルモンに似た働きをする大豆イソフラボンが豊富。お肌が若返る、生理トラブルや更年期障害がやわらぐなどの効果が期待できる、女子にうれしい食品です。では、スーパーでよく見かける「無調整豆乳」と「調製豆乳」。いったい何が違うのでしょうか？

◎豆乳（無調整豆乳）　大豆固形分8％以上　原材料は大豆と水のみ

◎調製豆乳　大豆固形分6％以上　**豆乳に、植物油脂や砂糖などを添加**

「豆乳」とは、大豆を水に浸してすりつぶし、加熱してからしぼったもの。これににがりを加えると豆腐になります。「調製豆乳」は豆乳に植物油脂や砂糖を加えて飲みやすくしたもの。栄養に大きな差はありませんが、**調製豆乳は添加される物質のぶんカロリーが高めです。** **カフェで使われているものはほとんどが調製豆乳。** 無調整豆乳はクセがあるため、コーヒーなどの風味を邪魔してしまう恐れがあるからでしょう。脂質が多いため、飲みすぎには注意しましょう。

ときどき自分に、リッチなご褒美したくなる

ゴディバ

ドリンク

世界中にファンをもつ、高級チョコレートの代名詞的存在ゴディバ。人気のショコリキサーは、オーダーを受けてからひとつずつ作るこだわり。

店名：GODIVA　店舗数：全国 137 店舗（ショコリキサー取り扱い店）　調査方法：WEB
種類：ドリンク　情報公開：WEB で栄養成分一部公開

Bad Choice

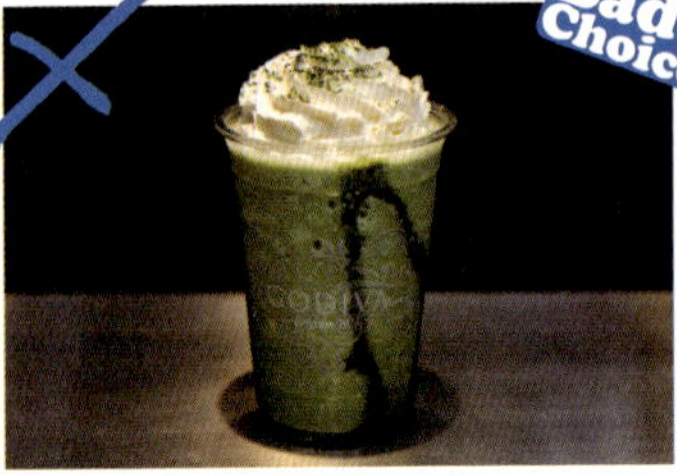

ホワイトチョコレート宇治抹茶

カロリー：298kcal

ホワイトチョコレートにはポリフェノールなし！

Good Choice

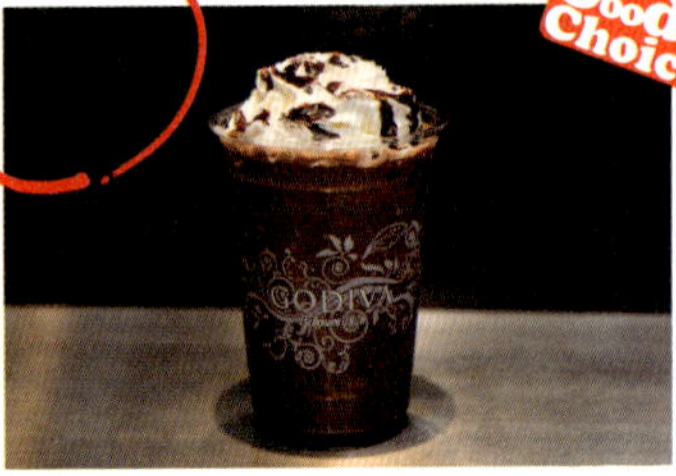

ダークチョコレートデカダンス

カロリー：317kcal

ポリフェノールで元気をチャージ

メニュー選びのポイント

チョコレートにはあって、ホワイトチョコレートにはないもの

ゴディバの高級チョコレートを使ったドリンク“ショコリキサー”。ダイエットには禁断のドリンクですが、がんばりすぎて疲れたときは、“ダークチョコレートデカダンス”で心もからだもホッと癒されましょう。

チョコレートの原料であるカカオマスには、抗酸化作用や疲労回復効果のあるポリフェノール、リラックス効果のあるテオブロミンが含まれています。

一方、**ホワイトチョコは、カカオバター（脂肪分）に砂糖やミルクを加えてつくられているため、ポリフェノールは含まれていません。**どうせ選ぶなら、ダークチョコレートが得策！

手軽なベーカリーとドリンクで大満足！

サンマルクカフェ

ドリンク

リーズナブルなドリンクと、大ヒット商品「チョコクロ」を筆頭に、ベーカリーフードが大充実。小腹がすいたときにも安心！

店名：サンマルクカフェ　店舗数：全国 395 店舗　調査方法：WEB と問い合わせ
種類：カフェ（ドリンク）　情報公開：WEB で栄養成分一部公開

Bad Choice

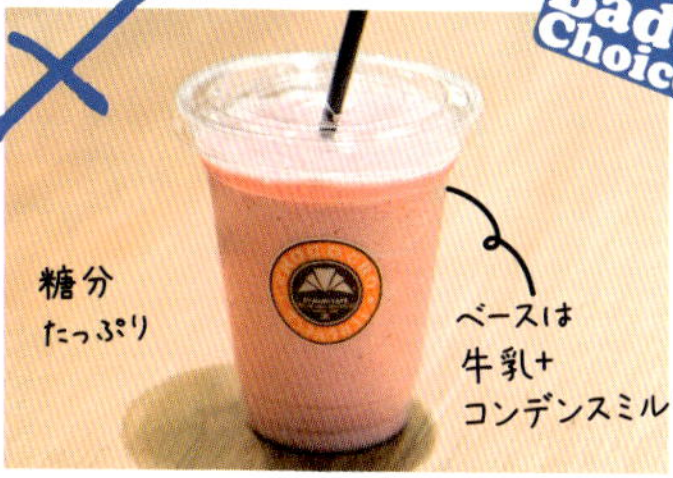
糖分たっぷり
ベースは牛乳＋コンデンスミルク

いちごバナナスムージー
（M サイズ）
カロリー：230kcal

スムージーには糖分もたっぷり

Good Choice

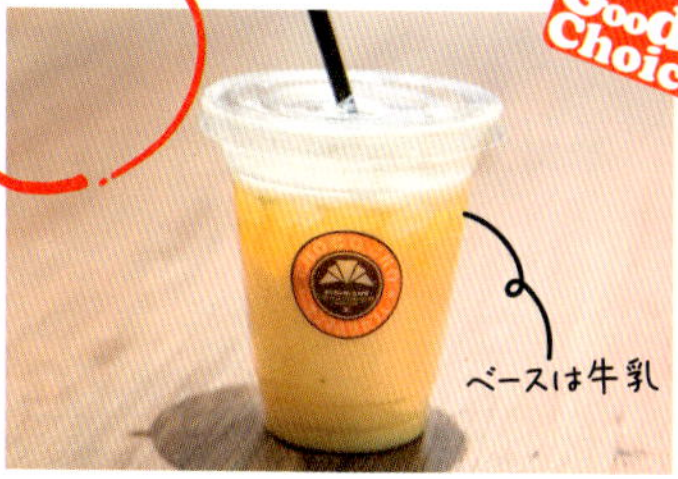
ベースは牛乳

大阪ミックスジュース
（M サイズ）
カロリー：160kcal

牛乳ベースでカロリーおさえめ

メニュー選びのポイント

スムージーに入っているのはフルーツだけと思っていない？

フルーツが入ったドリンクは、それだけでなんだかヘルシーな印象。その上「スムージー」なんて名前がついていれば、迷わず選んでしまいそうですが、実際はどうなのでしょうか？

お店に問い合わせたところ、“いちごバナナスムージー”のベースは牛乳とコンデンスミルク。**コンデンスミルクとは牛乳に糖分を加えて濃縮したもので**、糖分たっぷりです。

一方で“大阪ミックスジュース”は牛乳のみで、全体的にカロリーは低め。フレッシュなあまいドリンクが飲みたいときは、こっちがおすすめ！

今や全国区！ 名古屋の代表的喫茶店といえば！

珈琲所コメダ珈琲店

スイーツ

名古屋発祥の喫茶店、コメダ珈琲店。最近は全国へどんどん進出中。名古屋名物の小倉トーストやみそカツサンドは一度は食べたい味！

店名：珈琲所コメダ珈琲店　店舗数：全国 724 店舗　調査方法：問い合わせ
種類：カフェ（スイーツ）　情報公開：なし

Bad Choice

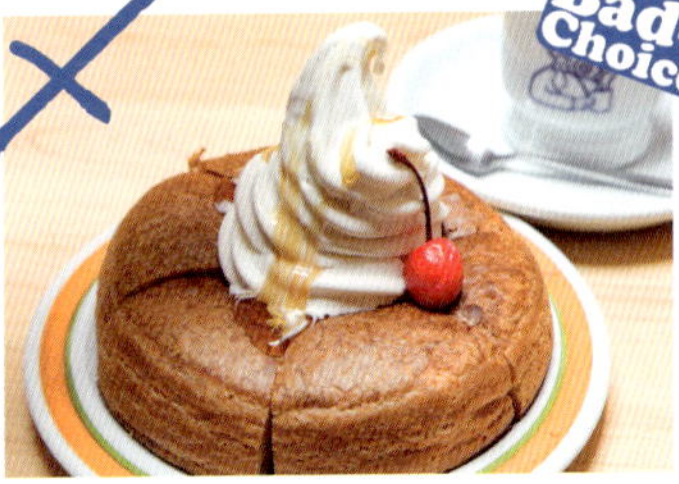

シロノワール

カロリー：899kcal

高すぎ！

デニッシュで、スイーツのキャパを超えたカロリー！

Good Choice

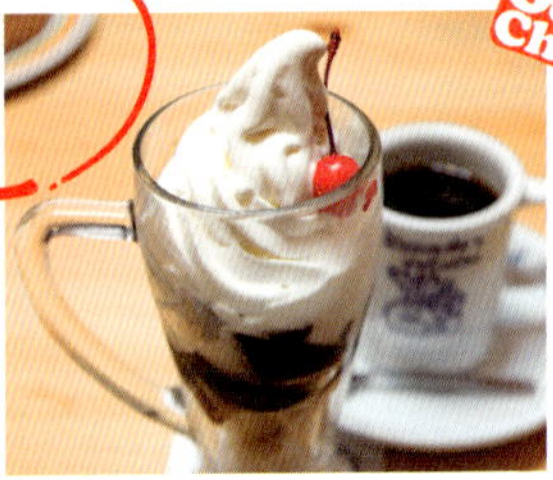

珈琲ジェリー

構成はゼリーとバナナでシンプル！

カロリー：245kcal

ゼリーとバナナでカロリー控えめ！

メニュー選びのポイント

食後の“シロノワール”は、ごはんをもう1回食べるようなもの！

ふわふわあつあつのデニッシュ生地にソフトクリームがのった“シロノワール”は、コメダ珈琲店の名物デザート。せっかく来たからには食べたい気持ちもよ～くわかりますが、実はこれ、ひとつあたりなんと899キロカロリー！ **もはや、おやつじゃなくて食事**です。

どうしてもデザートが食べたいなら“珈琲ジェリー”をチョイス。パフェみたいにボリューミーなのに、下半分がゼリーとバナナで構成されているので意外に低カロリー。バナナで食物繊維も摂取できます！

ていねいにハンドドリップされたコーヒーが魅力

星乃珈琲店

スイーツ

豆選びや焙煎にこだわり、一杯ずつていねいにハンドドリップした本格コーヒーが人気。アンティーク調の落ち着いた雰囲気でくつろぎたい！

店名：星乃珈琲店　　店舗数：全国 183 店舗／海外 5 店舗　　調査方法：問い合わせ
種類：カフェ（スイーツ）　　情報公開：なし

Bad Choice

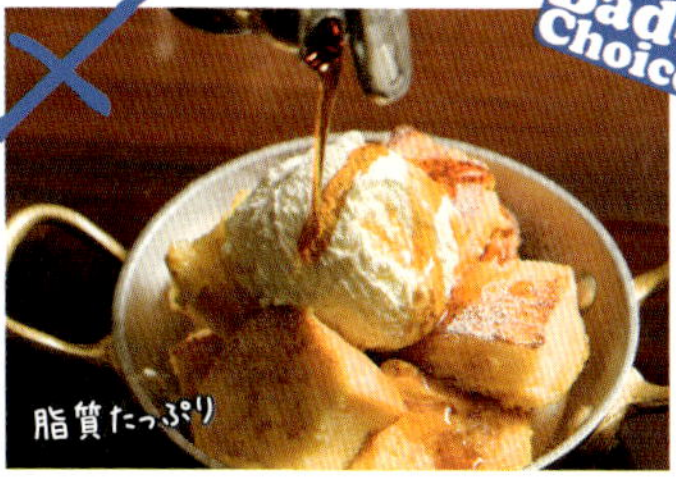

フレンチトースト

カロリー：591kcal（＋シロップ 77kcal）

パンケーキの約2倍！

マーガリンや卵がたっぷりしみこんでて×

Good Choice

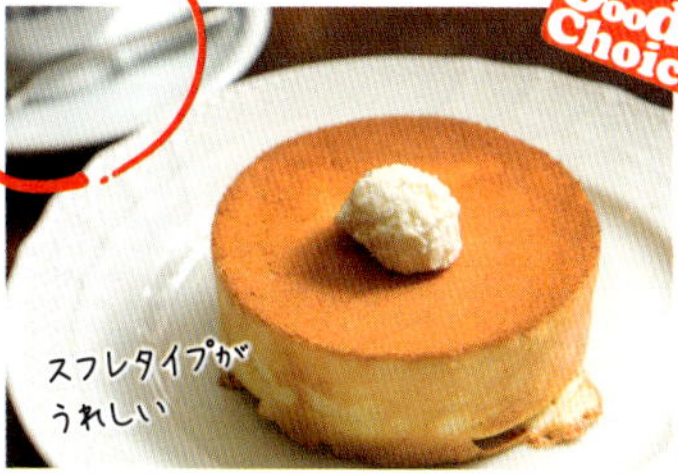

スフレパンケーキ

カロリー：378kcal
（＋付属のハチミツシロップ　86kcal）

スフレ生地は軽くて○

メニュー選びのポイント

見ためふんわり、中身ずっしり。あのコみたいな要注意メニュー

フレンチトーストのことを「ふんわり生地だからカロリーもそんなに高くないでしょ？」と一瞬でも思わないように。それじゃあ、見ためふんわり女子にダマされる男子と同じ！　お店に問い合わせたところ、**卵や牛乳がたっぷりしみ込んだパンをマーガリンで焼き上げ、クリームをのせているそうで、カロリーも脂質もずっしり重めです。**

同じふんわり系でも、“スフレパンケーキ”は中身だってライト。スフレ生地は見ためどおり重量が軽いので、そのぶんカロリーも低めです。

カフェ・ラテ、カプチーノ、カフェ・モカ……違いがわかる女のコーヒー選び

カフェ・ラテ？　カフェ・モカ？　いろんな種類があってなにがなんだかよくわかんない！　って叫びたくなるコーヒーメニュー。悩んだあげく結局いつものを選んじゃった、なんてことありませんか？

コーヒーには大きくわけて**「ドリップコーヒー」**と**「エスプレッソ」の二種類**があり、それをベースに、**ミルクのタイプ**、**分量**、**追加するフレーバー**などでいろいろな種類のコーヒーができあがります。気分に合わせてチョイスして、コーヒーをもっと楽しみましょう！

〈一般的なコーヒーの種類〉

★ドリップコーヒー

コーヒー豆を挽いて粉状にしたものをフィルターに入れ、熱湯を注いで抽出したもの。豆や焙煎によって味も風味も変わる。ちなみにブレンドコーヒーは数種類の豆を配合したもの。

～ドリップコーヒーベース～

◎カフェ・オ・レ

ドリップコーヒー ＋ 牛乳

いわゆるミルクコーヒー。コーヒーとミルクは半々というお店が多い。

◎ウィンナ・コーヒー

ドリップコーヒー ＋ ホイップクリーム

オーストリア発祥のホイップクリームをたっぷりのせたコーヒー。クリームのリッチな味わいが特徴。

◎アメリカンコーヒー

ドリップコーヒー ＋ お湯

浅く焙煎したコーヒー豆を使用したドリップコーヒー、またはドリップコーヒーにお湯を足して薄めたもの。軽やかな味わいが特徴で、濃厚な風味のコーヒーが苦手な人におすすめ。

★エスプレッソ

コーヒー豆を専用のマシーンで圧力をかけて短時間で抽出したもの。通常のコーヒーカップよりも小さなカップで提供される。濃厚な風味が特徴。

～エスプレッソベース～

◎カフェ・ラテ

エスプレッソ　＋　スチームドミルク（蒸気で温めたミルク）

濃厚な味わいのエスプレッソに、蒸気で温めた牛乳をたっぷり入れたもの。かんたんに言うとエスプレッソベースのミルクコーヒー。

◎カプチーノ

エスプレッソ　＋　スチームドミルク　＋　フォームドミルク（泡立てたミルク）

泡立てたミルクが表面を覆っているので、ふんわりとした口当たりが特徴。お店によって違いはあるが、カフェ・ラテよりもミルクの量が少ないため、コーヒーの味わいがより強く感じられる。

◎カフェ・モカ

エスプレッソ　＋　スチームドミルク　＋　チョコレートシロップ

カフェラテにチョコレートシロップが入ったもの。お店によってはシナモンパウダーがふられていることも。あまい香りが特徴。

◎カフェ・アメリカーノ

エスプレッソ　＋　お湯

苦みや酸味が少なく、すっきりとした味わい。

※各コーヒーチェーン店により、配合や名称などは異なります

外食コラム COLUMN

コーヒーチェーン店の違い、まるわかり！

「いつものお店にはカプチーノがないんだけど……」なーんてあなたのために、どのお店にどんなコーヒーメニューがあるか調べてみました。

コーヒーチェーン店のコンセプトやタイプによって、扱っているコーヒーメニューはさまざまです。

たとえば、**タリーズのコーヒーはエスプレッソベースが基本**。ミルクやフレーバーで味つけしたあまいドリンクの種類も豊富でカップサイズが大きめなのも特徴です。

エクセルシオールカフェはタリーズとだいたい同じような品ぞろえで、ドトール、サンマルクカフェは、日本人の好みに合わせてバランス良くいろいろな種類のコーヒーが楽しめます。

一方で、**コメダ珈琲店や星野珈琲店は昔ながらの喫茶店風**。ベースはドリップ式のコーヒーで、広い空間でゆったりくつろげるのがうれしいところ。

コーヒーチェーン店も個性はいろいろ。そして、それぞれのコーヒーの味わいもミルクの配合もさまざまです。お気に入りのお店を見つけていろんなコーヒーを楽しんじゃいましょう。

サンクチュアリ出版＝本を読まない人のための出版社

はじめまして。
サンクチュアリ出版 広報部の岩田です。
「本を読まない人のための出版社」…って、なんだソレ！って
思いました？ ありがとうございます。
今から少しだけ自己紹介をさせて下さい。

今、本屋さんに行かない人たちが増えています。
ゲームにアニメ、LINEにfacebook…。
本屋さんに行かなくても、楽しめることはいっぱいあります。
でも、私たちは
「本には人生を変えてしまうほどのすごい力がある。」
そう信じています。

ふと立ち寄った本屋さんで運命の1冊に出会ってしまった時。
衝撃だとか感動だとか、そんな言葉じゃとても表現しきれない程、泣き出しそうな、叫び出しそうな、とんでもない喜びがあります。

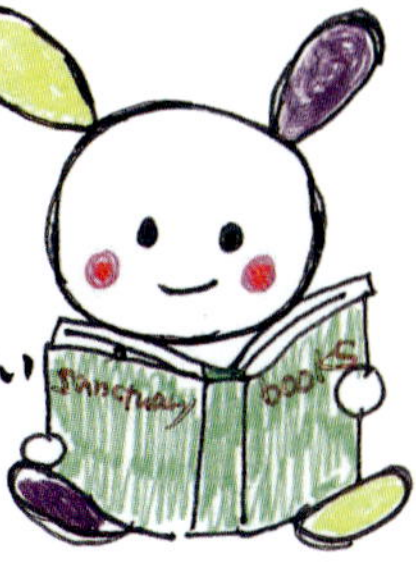

この感覚を、ふだん本を読まない人にも
読む楽しさを忘れちゃった人にもいっぱい
味わって欲しい。
だから、私たちは他の出版社がやらない
自分たちだけのやり方で、時間と手間と
愛情をたくさん掛けながら、本を読む
ことの楽しさを伝えていけたらいいなと思っています。

	タリーズ	エクセルシオールカフェ	ドトール	サンマルクカフェ	コメダ珈琲店	星乃珈琲店
コーヒー（or ブレンドコーヒー）	○	○	○	○	○	○
カフェ・オ・レ					○	
ウィンナ・コーヒー				○	○	○
アメリカンコーヒー			○	○	○	○
エスプレッソ	○	○	○			
カフェ・ラテ	○	○	○	○		○
カプチーノ	○	○	○	○		
カフェ・モカ	○	○	○			
カフェ・アメリカーノ	○					

～コーヒーチェーン店メニューくらべ～

※2016年12月現在

※正式なメニュー名は、店舗によって異なります

優雅なティータイムを過ごしたいときに！

Afternoon Tea TEAROOM

スイーツ

Good Choice

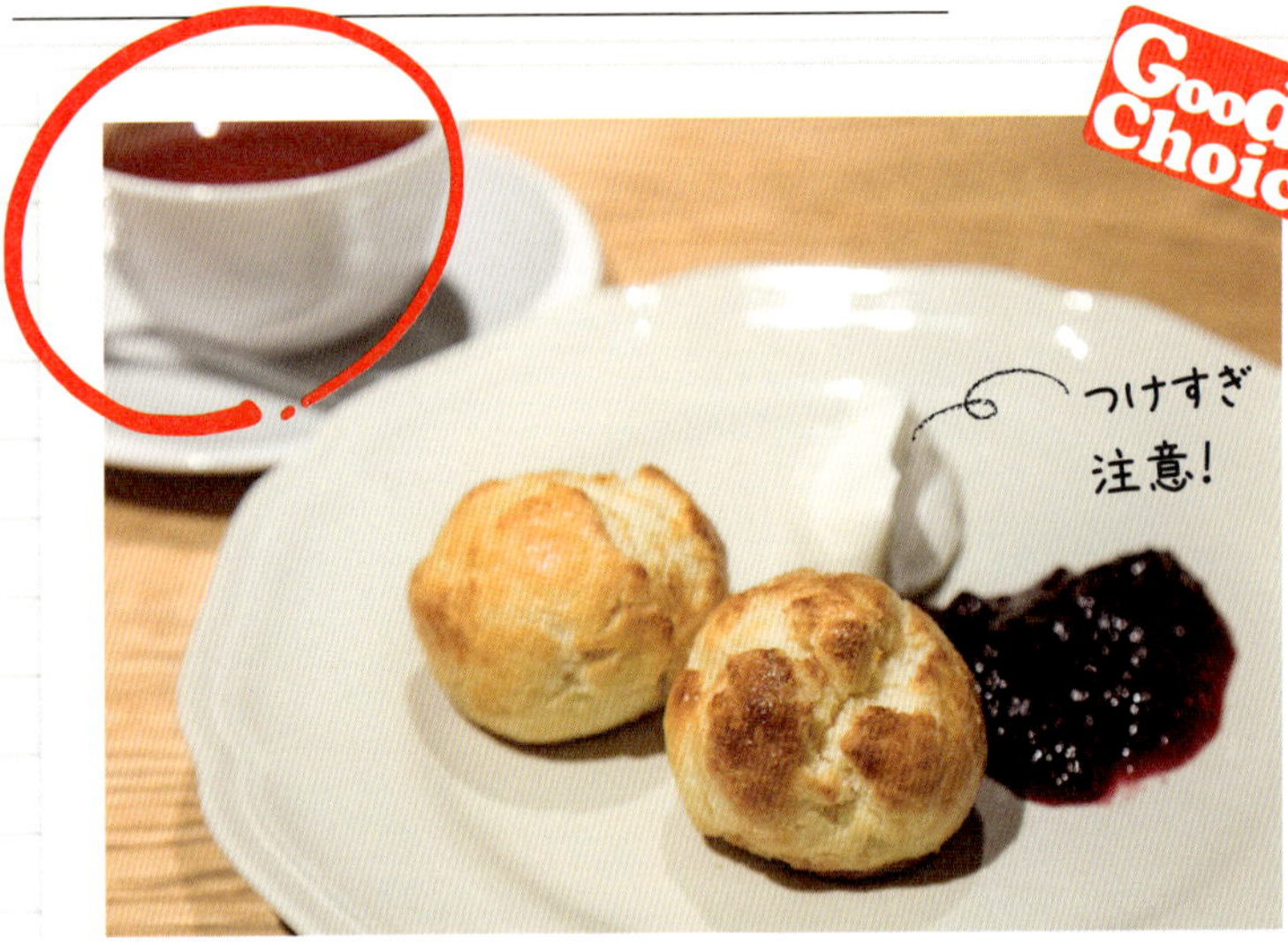

スコーン（2個入り）

カロリー：414kcal

砂糖不使用で、甘さひかえめ！

アフタヌーンティーのウェブサイトによると、紅茶にも旬の時期があるそう。たとえば、ダージリンの旬は、「3月～4月」「5月～7月」「9月～11月」と年3回。なかでも、初夏の「5月～7月」は、茶葉が初夏の太陽をたくさん浴びて、一年で最もベストシーズン！

可愛らしい雑貨とおいしい紅茶、そしてあまいスイーツを、オシャレな空間でゆったり楽しめるアフタヌーンティー・ティールーム。優雅で贅沢な時間を過ごすのにぴったり！

店名：Afternoon Tea TEAROOM
種類：カフェ（スイーツ）
店舗数：全国 89 店舗
情報公開：WEB で栄養成分一部公開
調査方法：WEB と問い合わせ

Bad Choice

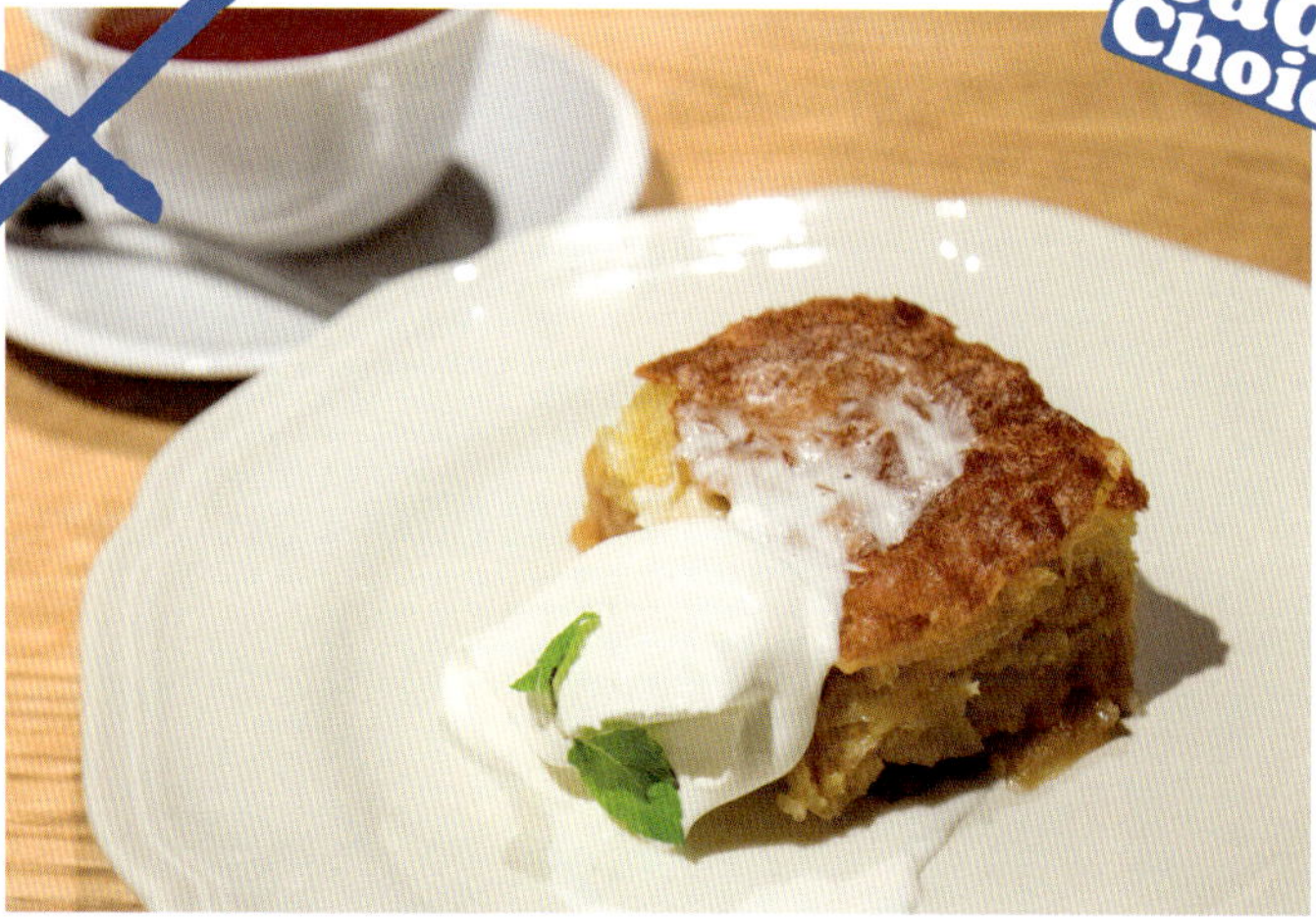

アップルパイ

カロリー：557kcal

砂糖と
マーガリンで
カロリーアップ？

豆知識　紅茶にも旬がある？

メニュー選びのポイント

アップルパイはスイーツにあらず！おやつ感覚は要注意！

ティータイムに食べたい、あま～い焼き菓子。しっかり食べごたえがあるぶん、ダイエット中は食べていいものか気になるところですよね。お店に原材料を問い合わせてみました。

◎アップルパイ原材料
【りんごプレザーブ、卵、マーガリン、パン粉、砂糖、アーモンド、シナモンパウダー】

◎スコーン原材料
【小麦粉、食塩、ベーキングパウダー、バター、牛乳、卵】

〝アップルパイ〟と比べてみると、〝スコーン〟は**マーガリンではなく、バターが使われているので好感度◯**。また、**砂糖が使われていないので、あますぎずシンプルな味が特徴**です。あえて選ぶならこちらを。どちらにしても、おやつにはヘビーな一品であることには変わりないので、特別な日にとっておきましょう。

フード
メモ
MEMO

自分にぴったりなものを選びたい！ 飲みたい紅茶の選び方

産地や種類によって味や香りもさまざまな紅茶。なんとなく聞いたことのある名前のものを選んでいませんか？ せっかくのティータイム、そのときの気分や自分の好みによって、お気に入りを選んじゃいましょう！

〈有名な茶葉〉

◎**ダージリン**：北インドで生産される茶葉。爽やかな味わいで、ストレートで飲むのがおすすめ。強い香りは「紅茶のシャンパン」ともたとえられる。

◎**アッサム**：北インドで生産される茶葉。濃厚なコクと味わいで、ミルクティーで飲むのがおすすめ。

〈有名なフレーバーティー〉

◎**アールグレイ**：茶葉にベルガモット（柑橘系）の香りをつけたもの。フルーティーな味わい。

〈有名なハーブティー〉

◎**カモミール**：茶葉ではなく、カモミールの花を乾燥させたもの。りんごのような香りで、リラックス効果や安眠効果も。

安い・大きい・おいしいの三拍子♪

銀座コージーコーナー

スイーツ

銀座生まれで創業 50 年以上続く歴史あるケーキ屋さん。種類が豊富なのはもちろん、お手頃な価格で大きめカットも魅力的。

店名：銀座コージーコーナー　店舗数：全国 600 店舗　調査方法：問い合わせ
種類：ケーキ　情報公開：なし

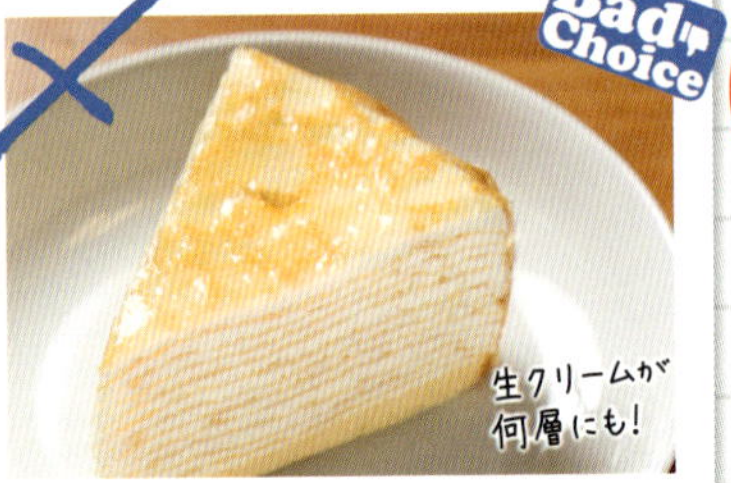
Bad Choice
生クリームが何層にも!

ミルクレープ

カロリー：451kcal　炭水化物：34.2g
たんぱく質：6.3g　食塩相当量：0.9g
脂質：32.1g

これひとつで一日の摂取量目安の半分!

生地ごとに生クリームがずっしり!

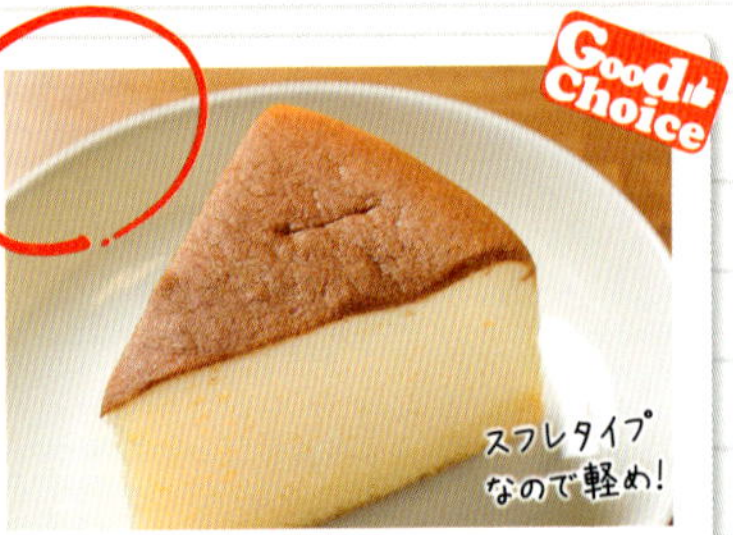
Good Choice
スフレタイプなので軽め!

チーズケーキ

カロリー：250kcal　炭水化物：24.8g
たんぱく質：8.9g　食塩相当量：1.2g
脂質：12.8g

スフレタイプは軽いので重量が少なく安心!

メニュー選びのポイント

見ためにだまされないで。ミルクレープちゃんは、ケーキ界きっての着やせ上手

見ためはふたつともほぼ同じサイズ感ですが、カロリーや脂質は全然違うので要注意。理由は、“ミルクレープ” のつくり方。**生地に生クリームをのせて何層も重ねるため、見かけ以上にずっしり重いのです。**そう、まるで、着やせが上手な女の子みたいに!

一方、“チーズケーキ” も中身がずっしり詰まっていそうですが、スフレタイプなので安心。**ふんわりと空気を含んでいるぶん、生地そのものの重量は少なく、カロリーも低め。**

同じ大きさなのに重さが違うスイーツは、実はけっこう多いので、見ためだけに惑わされず、中身もきちんと見極めるようにしてくださいね!

ポップなスイーツに目が釘付け！

DEAN & DELUCA

スイーツ

世界中からおいしいものをたくさん集めた食のセレクトショップ。見ているだけでハッピーになれるオシャレなスイーツは、人気の的！

店名：DEAN & DELUCA　店舗数：全国 27 店舗　調査方法：問い合わせ
種類：輸入食品（スイーツ）　情報公開：なし

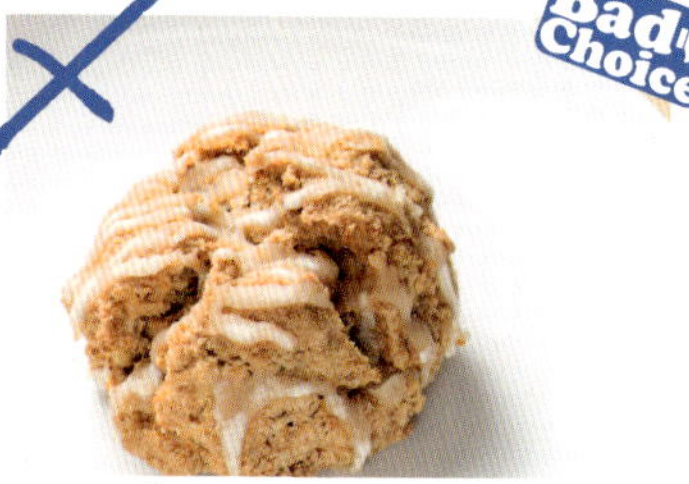

メープルウォールナッツスコーン

カロリー：595kcal　炭水化物：56g
たんぱく質：8.8g　食塩相当量：0.4g
脂質：38.3g

（※数値は、レシピや原材料を元に「食品標準成分表」より算出）

サイズのわりに、高脂質！

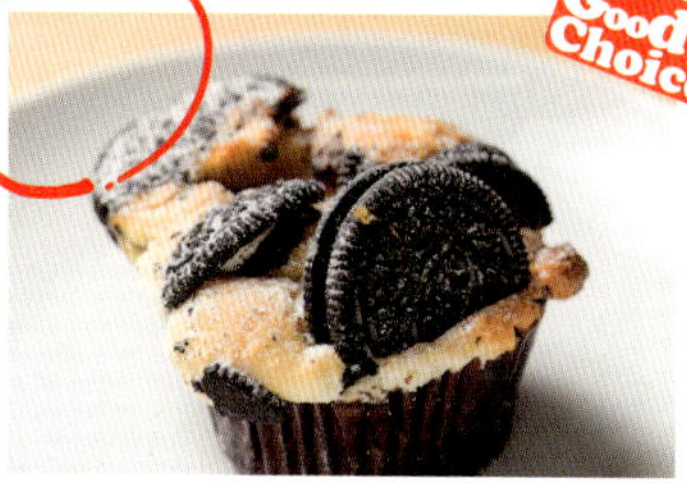

クラシックチョコマフィン

カロリー：448kcal　炭水化物：59.1g
たんぱく質：5.6g　食塩相当量：0.5g
脂質：20.4g

（※数値は、レシピや原材料を元に「食品標準成分表」より算出）

サイズのわりに、低脂質！

メニュー選びのポイント

ミニサイズでも油断禁物！
大きさで脂質ははかれない！

どちらもスイーツの域を超えたカロリー！　うっかりふたつなんて食べてしまったら、それだけで定食一食分に値します。

“メープルウォールナッツスコーン” は、片手にすっぽりおさまる小さめサイズですが、これひとつで 595 キロカロリーはかなりヘビー。スコーンは水分が少なく、バターなどを使用するため、脂質が多く、重量も重めなのです。

それよりはカロリー低めの “クラシックチョコマフィン” がおすすめ。でもどちらも高カロリースイーツであることに変わりはありませんから、ダイエット中は控えたほうがいいかもしれませんね。

子どものときからみんな大好き！

ミスタードーナツ

スイーツ

ドーナツといえば、誰もが真っ先に思い浮かべるであろう、ミスタードーナツ。子どものときに家族で行くことも多かったのでは？

店名：ミスタードーナツ　店舗数：全国 1184 店舗　調査方法：WEB と問い合わせ
種類：ドーナツ　情報公開：WEB で栄養成分公開

Bad Choice

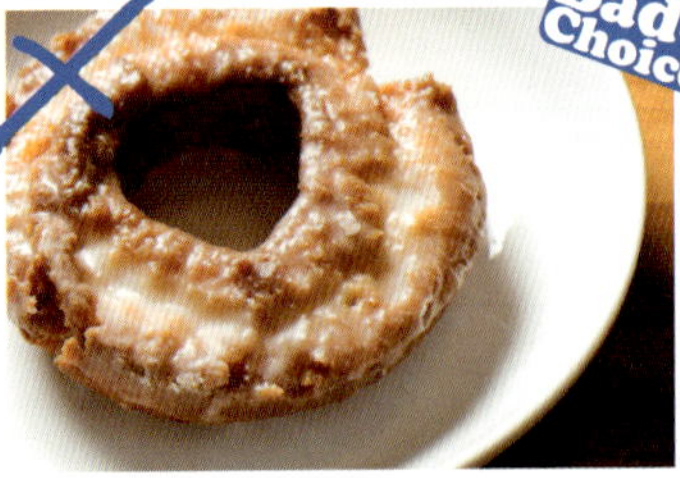

オールドファッションハニー

カロリー：390kcal　炭水化物：44.4g
たんぱく質：3.3g　食塩相当量：0.7g
脂質：21.9g

油たっぷり

小麦粉が要因！

生地に油がたっぷりしみ込んでいる！

Good Choice

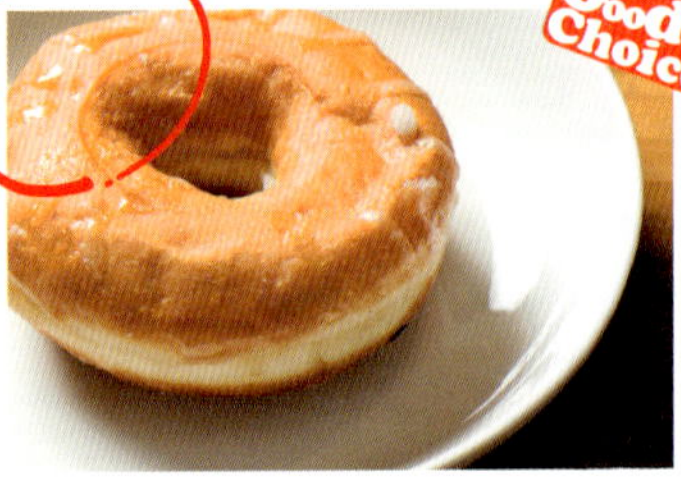

ハニーディップ

カロリー：234kcal　炭水化物：24.0g
たんぱく質：3.7g　食塩相当量：0.6g
脂質：13.6g

ドーナッツとは思えない低さ！

イーストでふんわりだからカロリー低め！

メニュー選びのポイント

同じハニー味でも、生地が吸い込む油の量は、雲泥の差！

同じハニー味でも、どうしてこんなに数値に差があるのか問い合わせてみたところ、**秘密は生地の作り方**にありました。
“オールドファッションハニー”は家庭でつくるドーナツと同様に、小麦粉とベーキングパウダーの生地をショートニングで揚げたもの。生地には油がたっぷり吸い込まれています。

一方“ハニーディップ”は、生地をイーストで発酵させてふんわり膨らませたもの。生地の小麦粉の量も油の吸収量も少ないため、炭水化物も脂質も少なめに仕上がっているのです。ハニーで迷ったらこっちを選ぶのがおすすめ！

スイーツ

アメリカ発のキュートなドーナツといえば！

クリスピー・クリーム・ドーナツ

アメリカ発のドーナツ屋さんといえば、クリスピー・クリーム・ドーナツ。口の中でとろける独特の軽い食感が、女子ゴコロをくすぐります。

店名：クリスピー・クリーム・ドーナツ　店舗数：全国 46 店舗　調査方法：WEB
種類：ドーナツ　情報公開：WEB で栄養成分公開

Bad Choice

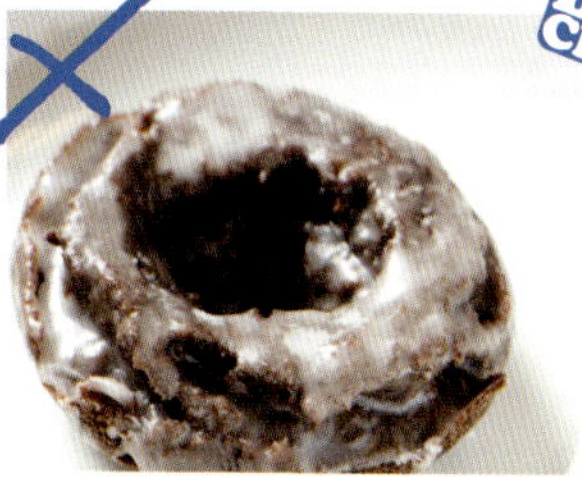

オールドファッション チョコレート

カロリー：371kcal　炭水化物：42.1g
たんぱく質：2.6g　食塩相当量：0.5g
脂質：21.4g

小麦粉が要因！

ハード生地がずっしり！

Good Choice

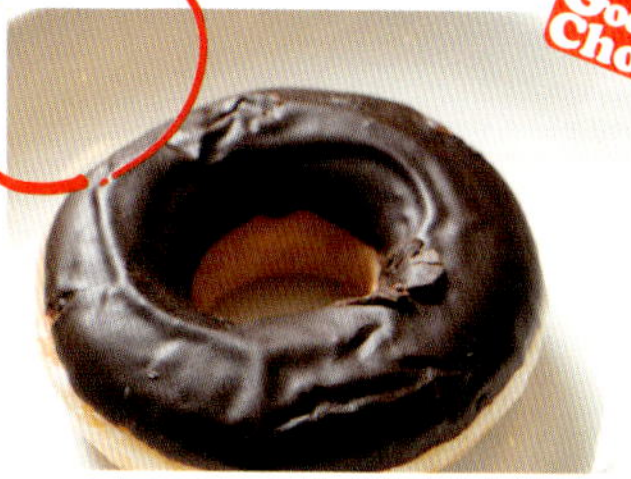

チョコ　グレーズド

カロリー：281kcal　炭水化物：32.9g
たんぱく質：3.6g　食塩相当量：0.4g
脂質：15.0g

ふんわり生地で、ダメージ最小限に！

メニュー選びのポイント

ハード生地より、ふんわり生地でダメージレス！

定番商品の“オリジナル・グレーズド”に、なめらかなチョコレートをコーティングした“チョコ グレーズド”。口の中で溶ける感触がたまらない一品ですが、ふんわり生地を砂糖（グレーズ）でコーティングしているので、カロリーが高そうで、食べるのを迷ってしまいます。

しかし、これをさらに上回るのが“オールドファッションチョコレート”。炭水化物も脂質も多いため、ダイエット中はさすがに NG。チョコレートが食べたいときは、せめてふんわり生地を選びましょう。

外食コラム
COLUMN

各メーカーのドーナツのトランス脂肪酸を調べてみた

ドーナツを揚げるのに使われる油を、ショートニングと言います。この油には食品を「サクッ」「パリッ」とさせる効果があるため、**女子が大好きなパンやケーキ、スナック菓子、コンビニやファストフードの揚げものなどによく使われています。**

ショートニングは、植物油に水素を人工的に結合させてつくられていますが、その時に「**トランス脂肪酸**」という成分が生成されます。これをとりすぎると健康へのリスクがあるといわれていて、昨今話題になっています。

〈指摘されている健康リスク〉

・善玉コレステロールを減らし、悪玉コレステロールを増やす
・心筋梗塞、糖尿病などの生活習慣病のリスクを高める　など

アメリカなど海外では規制の動きもありますが、日本ではとくにありません。「外国で禁止されるものが、なぜ日本では使用されているの?」と不安に思う方もいるでしょう。しかし海外と日本とは食習慣も違うので、一概に同じとはいえないのです。

国際機関（※）は、トランス脂肪酸の摂取量を総エネルギー摂取量の1パーセント未満とするよう勧告。これは**日本人の場合は一日2グラム未満に相当**します。

農林水産省の調査研究（2008年）によると、日本人のトランス脂肪酸摂取量は一日平均0・92〜0・96グラムだそうで、トランス脂肪酸についてすぐに何か対策する必要はあまりないでしょう。とはいえ、いまいち感覚がわからないですよね。そこでドーナツのトランス脂肪酸について三社のお客様相談室に問い合わせてみました。

〈ドーナツ一個あたりのトランス脂肪酸値目安〉

◎ミスタードーナツ：約0・25グラム
◎セブン‐イレブン：約0・28グラム
◎ローソン：約0・5グラム（原料からの計算値）

神経質になる必要はありませんが、まずは、自分が口にしているものにどんなものが含まれているのか知ることはとても大切。キレイもヘルシーも、まずは自己管理から、なのです。

※食事、栄養及び慢性疾患予防に関するWHO/FAO合同専門家会合

プレッツェルといえばここ！
アンティ・アンズ

スイーツ

もちもち食感とビッグサイズが人気のアンティ・アンズ。店舗のキッチンでひとつひとつ焼き上げるのが特徴。

店名：Auntie Anne's　店舗数：全国 24 店舗　調査方法：問い合わせ
種類：プレッツェル　情報公開：WEB で栄養成分一部公開

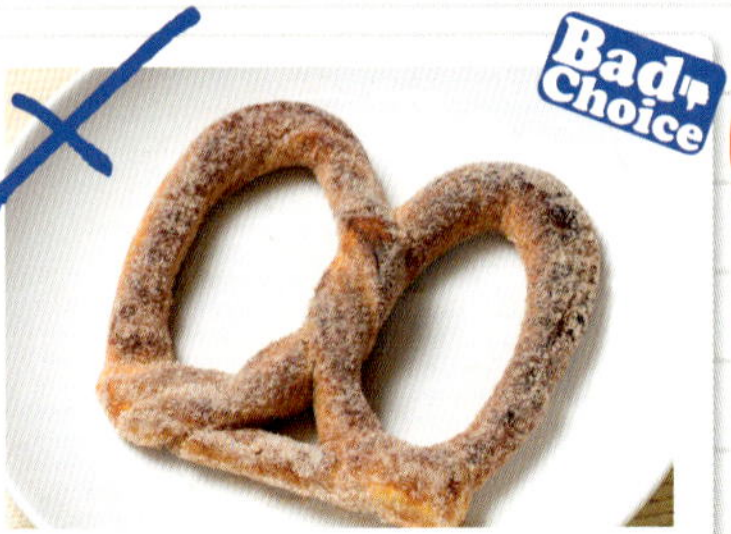

シナモンシュガープレッツェル

カロリー：420kcal　炭水化物：68.3g
たんぱく質：6.8g　食塩相当量：1.15g
脂質：13.7g

脂質が“オリジナル”の約2倍！

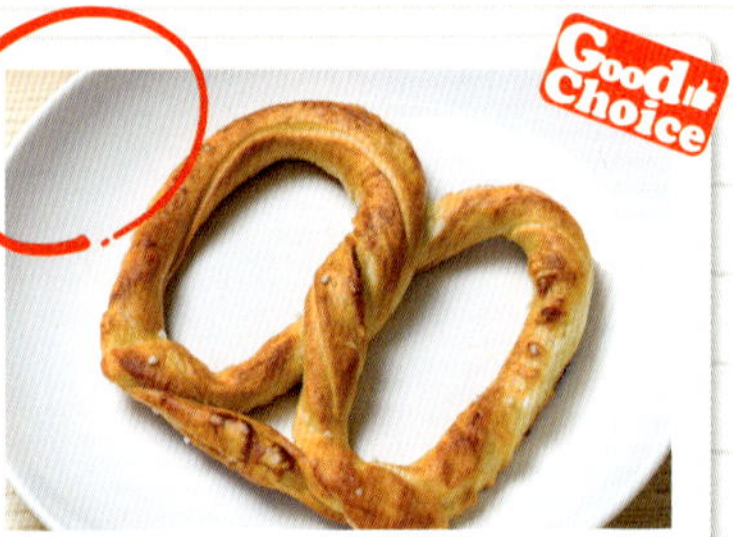

オリジナルプレッツェル

カロリー：289kcal　炭水化物：54.3g
たんぱく質：6.7g　食塩相当量：1.74g
脂質：5.3g

シンプルイズザベスト！

メニュー選びのポイント

プレッツェルだって、厚塗りよりすっぴんが可愛いんです

プレッツェルは、可愛い外見とは裏腹に、**なんとお茶碗一杯分のごはんに匹敵する炭水化物量を誇る、ヘビー級スイーツ。**

どれも高カロリーには違いありませんが、ちょっとした味の違いで、カロリーがかなり変わってきます。全体にお砂糖がたっぷりまぶされた“シナモンシュガー プレッツェル”より、ここはシンプルな“オリジナル プレッツェル”がおすすめ。カロリーはもちろん、脂質も約半分です。ただし、ディップソースをつけるとさらにカロリーアップなので、あくまでも「すっぴん」のままで！

ポップで見るだけで楽しいフレーバー勢ぞろい！

サーティワンアイスクリーム

スイーツ

世界中の人々に愛されるアメリカ生まれのアイスクリーム屋さん。季節に合わせた 31 種類のラインナップは、どれもカラフルでユニークな味ばかり。

店名：サーティワンアイスクリーム　店舗数：全国 1174 店舗（※2016 年 12 月末現在）
種類：アイスクリーム　情報公開：WEB で栄養成分一部公開　調査方法：WEB

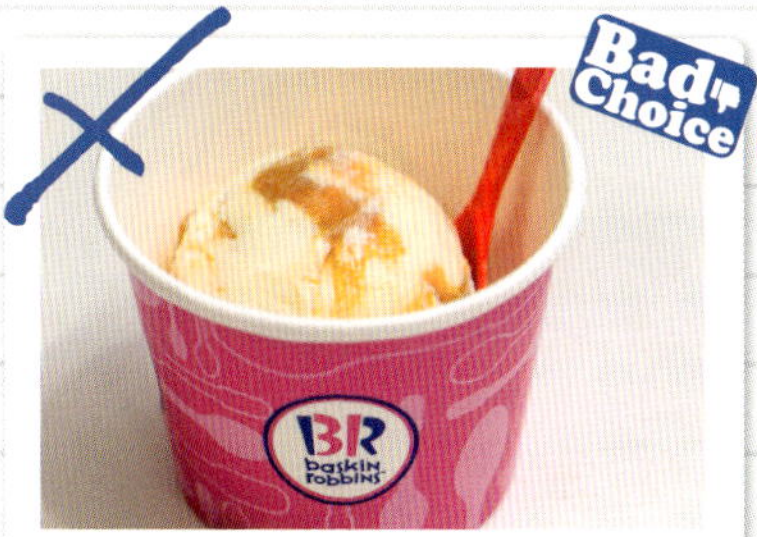

キャラメルリボン
（レギュラーサイズ）
カロリー：242kcal

キャラメルソースは高カロリー！

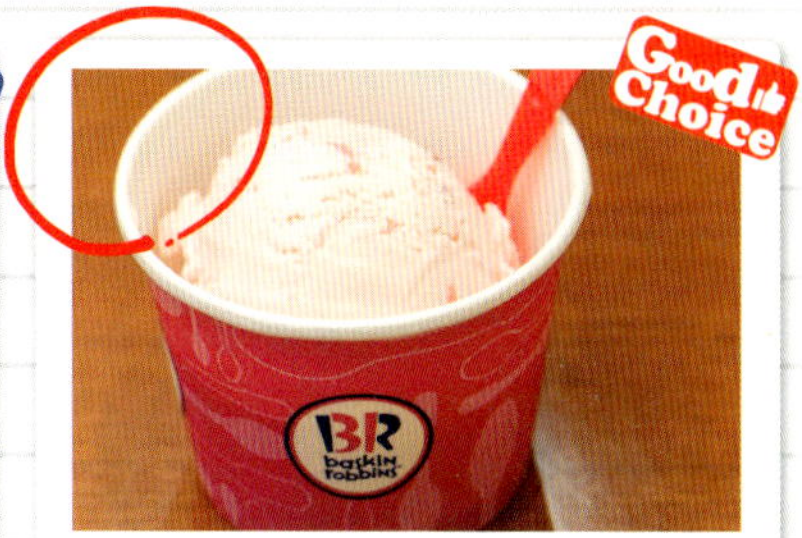

ベリーベリーストロベリー
（レギュラーサイズ）
カロリー：209kcal

果肉で満足感あり！

メニュー選びのポイント

アイスクリームは、「果肉」で満足感を高める作戦！

おなかがいっぱいでもペロッと食べられるアイスクリーム。ケーキのようなずっしりさがないので、食べた後の罪悪感は少ないのですが、**砂糖や乳脂肪分が多く含まれていることはお忘れなく**。とくに“キャラメルリボン”は、キャラメルソースが高カロリー。

サーティワンでもっともカロリーが低いのは、170キロカロリーの“オレンジソルベ”。ただ、ソルベ（氷菓）だとものたりない人には、果肉たっぷりで食べごたえ満点の“ベリーベリーストロベリー”がおすすめ！　ちなみに、シュガーコーンは 50 キロカロリー、ワッフルコーンは 101 キロカロリーです。ダイエット女子はカップで注文するのが◎。

もはやエンターテイメント！ 歌うアイスクリーム屋さん

コールド・ストーン・クリーマリー

スイーツ

Good Choice

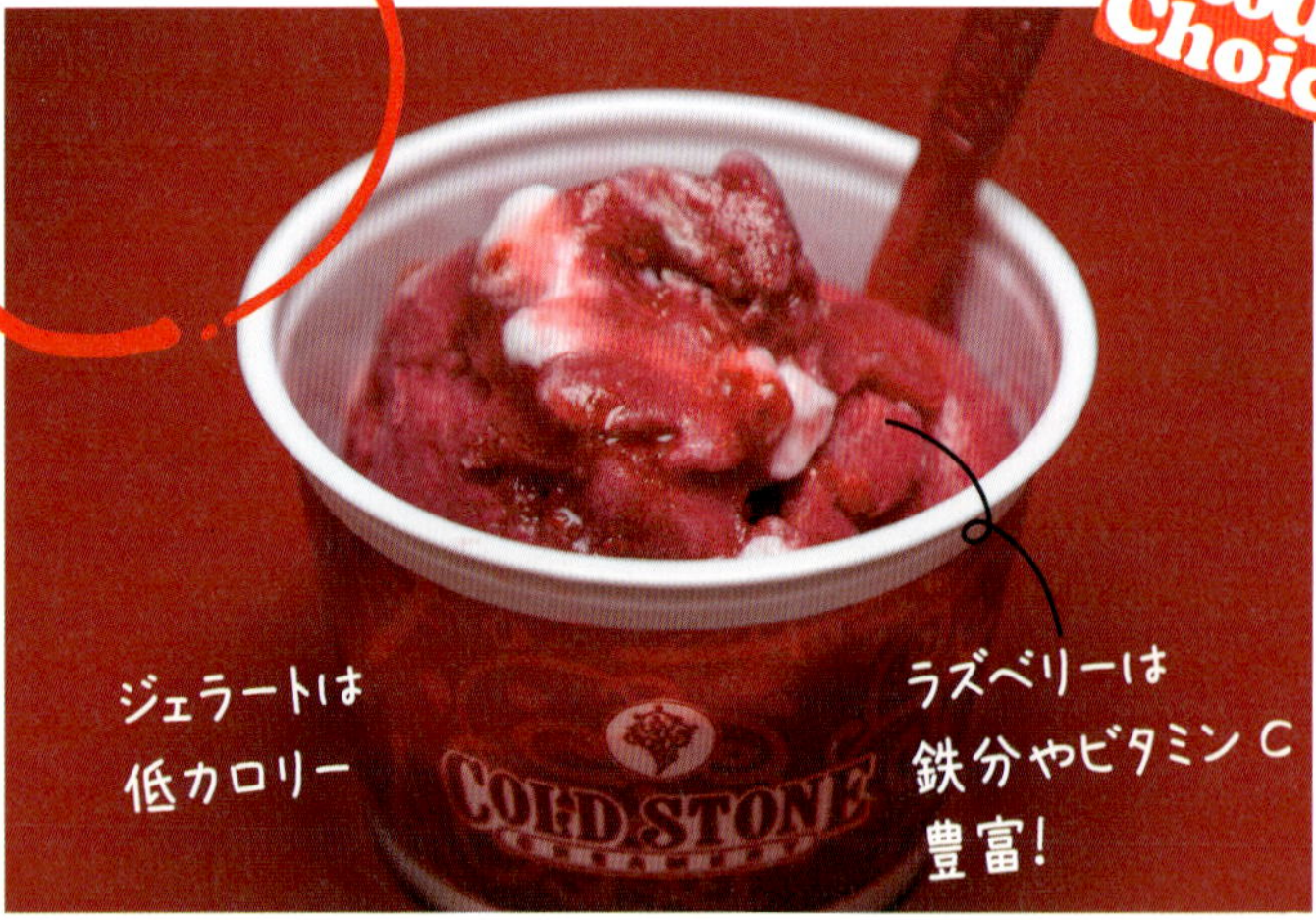
ジェラートは
低カロリー
ラズベリーは
鉄分やビタミンC
豊富！
COLD STONE

レッドベリーズ（Love It）

カロリー：201kcal

ジェラートは
うれしい
低カロリー！

容器もお好みで選べるコールドストーン。しかし、有料の「ワッフルボール」「ワッフルコーン」は 92kcal、「チョコワッフルボール」「チョコワッフル」は196kcal。アイスの種類によっては器のほうが高カロリーなんてことも！ カップは0円0kcal なので、お財布にもダイエットにもやさしいのです。

冷たい石板の上で、アイスクリームやフルーツをひとつずつ混ぜ合わせてくれるコールドストーン。店員さんが歌いながらつくってくれるので、待っているあいだもハッピー！

店名：コールド・ストーン・クリーマリー
種類：アイスクリーム
店舗数：全国 27 店舗
情報公開：WEB で栄養成分一部公開
調査方法：WEB

Bad Choice

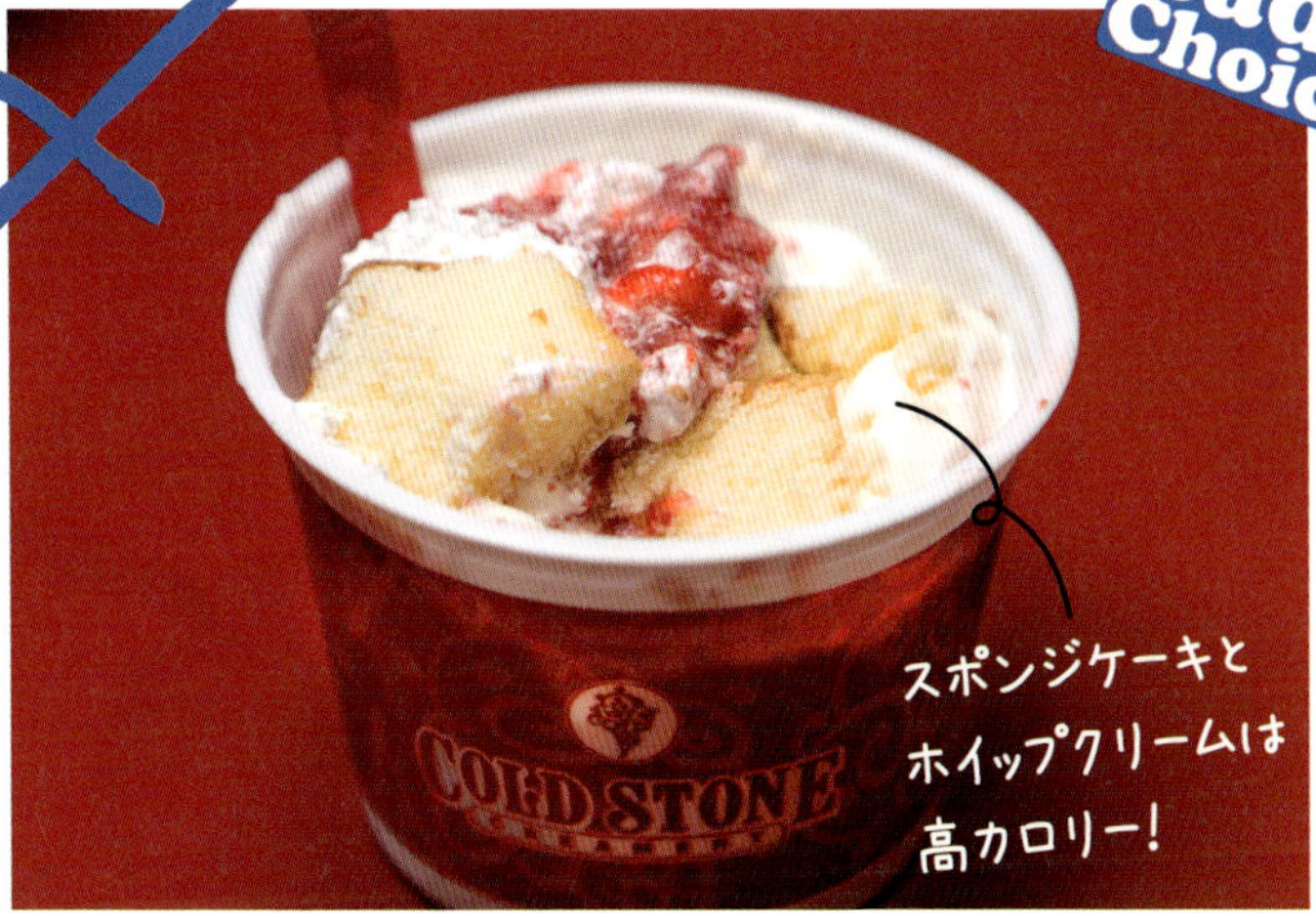
COLD STONE
スポンジケーキとホイップクリームは高カロリー！

ストロベリーショートケーキセレナーデ（Love It）

カロリー：466kcal

レッドベリーズの2倍以上！

高カロリー食材のオンパレード！

豆知識　アイスより容器のほうが高カロリー？

メニュー選びのポイント

アイスクリームか、ジェラートか。これが運命のわかれ道

マイナス9度に冷やした石板の上でアイスクリームやトッピングを混ぜ合わせてくれるコールドストーン。店員さんが歌いながらつくってくれるのも楽しいですよね。そんなハッピーな雰囲気にのまれて、人気ランキングトップ常連の〝ストロベリーショートケーキセレナーデ〟をうっかり選んでしまうと、恐ろしいことに！【スイートクリームアイス、ストロベリー、スポンジケーキ、ホイップクリーム】という構成からもわかるように、高カロリー食材が「これでもか！」というほど使われています。

同じベリー系でも〝レッドベリーズ〟は、【ラズベリー&クランベリージェラート、ストロベリー、ラズベリー、杏仁プリン】という構成。カロリーの低いジェラートベースで、トッピングにはフルーツがたくさん使われています。とくにラズベリーは、鉄分やビタミンC、抗酸化作用のあるポリフェノール、食物繊維などが豊富。**肌や血液をキレイにして、貧血も予防してくれる、まさに女子のためのフルーツ**です。

フード
メモ
MEMO

乳脂肪分の少ないジェラートは、アイスクリームよりヘルシー！

食後のデザートや小腹がすいたときのおやつに、ついつい食べたくなるアイス。実はアイスにも種類があり、法令等（※）で4種類に分類されています。

◎**アイスクリーム**：乳固形分15・0％以上、うち乳脂肪分8・0％以上
リッチで濃厚な味わい
◎**アイスミルク**：乳固形分10・0％以上、うち乳脂肪分3・0％以上
ミルク味のアイスキャンディなど、あっさりとしたアイスはこれ
◎**ラクトアイス**：乳固形分3・0％以上。100円程度のカップアイスなどはこれ
植物性油脂が使われていることが多い
◎**氷菓**：この3種類以外

平均的な乳脂肪分が5パーセントのジェラートは、実は「アイスミルク」に該当。空気をたくさん含んでいるため、**ふんわりボリューミーでしかも低カロリー**。「カロリーは気になるけど満足感もほしい！」というときにぴったり！

※「乳及び乳製品の成分規格に関する省令」と「食品、添加物等の規格基準」より

ビューティーポイント
POINT

血糖値を制するものは、ダイエットを制する!

なぜ、ごはんをたくさん食べると太るのでしょうか？　これには血糖値が大きく関係しています。「血糖値って、もっと年齢が上の人が気にするものでしょ？」と思うかもしれませんが、**血糖値のしくみを理解することが、ダイエットの成功を左右する**と言っても過言ではないのです。

わたしたちが食べものを食べると、まず胃で栄養素を消化しやすい形にし、小腸でブドウ糖やアミノ酸などを取り込みます。これらは血液といっしょに体内を巡り、必要な部分で使用されます。このときに、血液に取り込まれるブドウ糖が多いと血糖値が上がります。それを下げるために、インスリンというホルモンが分泌され、血液中のブドウ糖は肝臓や骨格筋、脂肪細胞などに取り込まれます。

つまり、**大量にとりこまれて消費できなかったブドウ糖は、インスリンの働きによって脂肪に変えられる**のです。**食べ過ぎると太るのは、インスリンの働きによるもの**なのですね。

血糖値を急激に上げるとインスリンが過剰に分泌されるので、炭水化物中心の食事が多い人や砂糖たっぷりのスイーツが好きな人は要注意。これらは**血糖値を急上昇させるおデブのもと！**　でも安心してください。食べ方をちょっと工夫するだけで、食後の血糖値をゆるやかにすることができます。

〈血糖値を上げない食べ方〉

①食べる順番は、食物繊維→たんぱく質・脂質→炭水化物

食物繊維には糖の吸収をゆるやかにする効果があります。

②一日三食きちんと食べる

空腹の時間が長いほど、血糖値は上昇しやすくなります。朝ごはんをしっかり食べるのが◎

③食後に軽い運動を

できれば食後に15～30分の軽い運動を。筋肉が血中のブドウ糖を消費してくれます。

近年は、「血糖値スパイク」という言葉も話題に。食後短時間で急に血糖値が上昇し、すぐに元に戻る症状のことで、心筋梗塞や糖尿病、がんになるリスクを高める恐れがあるそうです。自覚症状がないのも特徴で、健康診断で正常と診断された成人の約三分の一に、またやせ型の20代女性の約五分の一に認められたという調査結果もあります。

「まだ若いから」とか「そこまで太っていないから」といって、決して人ごとではないことを覚えておきましょう。

外食コラム
COLUMN

ソフトクリームの「クレミア」が、プレミアムな理由

最近よく見かける、**高級ソフトクリーム「クレミア」**。ソフトクリームの代表的なメーカー、日世の商品です。金髪の男の子と女の子のイラストでピンとくる人もいるのでは？

ソフトクリームはソフトクリームミックスをフリーザーという機械にセットして絞り出してつくるのですが、**このソフトクリームミックスによって味が全然違います**。日世のウェブサイトを見てみると、ソフトクリームにもさまざまな種類があることがわかります。

〈日世の主なソフトクリームミックス〉

◎**クレミア**…分類：アイスクリーム（乳脂肪分12・5％）

◎**北海道ソフトクリーム**…分類：アイスクリーム（乳脂肪分8％）

◎**ソフトクリームミックススタンダード（バニラ）**…分類：ラクトアイス

◎**巨峰**…分類：氷菓

乳脂肪分が高いものほど、リッチな味わいで価格も高め。乳脂肪分が低いほど、あっさりした味で、価格も安くなります。

ファミレスにある食べ放題のソフトクリームは、もしかしたらラクトアイスかも？

52円切手を
お貼り下さい

151-0051

東京都渋谷区千駄ヶ谷2-38-1

サンクチュアリ出版

「外食女子のための太らない選択」

読者アンケート係

ご住所　〒□□□-□□□□

TEL

お名前　　男・女（　　歳）

ご職業

1 会社員　2 専業主婦　3 パート・アルバイト　4 自営業　5 会社経営　6 学生　7 その他

■サンクチュアリ出版のメルマガを希望される方はこちらにメールアドレスをご記入ください。

お名前・ご住所などの個人情報は、読者プレゼントの発送のみに使用し、その目的以外に使用することはありません。

裏面のアンケートにお答えいただいた方の中から抽選で10名様にQUOカード1000円分を差し上げます。

「外食女子のための太らない選択」読者アンケート

本書をご購入くださりありがとうございます。今後の出版活動の参考にさせていただきますので、下記のアンケートにご協力をお願いいたします。

■本書をどこでお知りになりましたか？　該当する項目に○をおつけください。（複数回答可）

①書店で見かけて　②ネット書店で見かけて　③TV・雑誌・新聞等の紙媒体情報
④知人・友人からの情報　⑤著者からの情報　⑥インターネット・SNS等のWEB情報
⑦その他　（　　　　　　　　　　　　　　　　　　　　　　　　　　　）

■本書を読んだ感想を教えてください。

※お寄せいただいた感想の全部または一部を、お名前をふせた上で広告やPOPなどで使用させていただくことがございます。あらかじめご了承ください。

FUTORANAI SENTAKU

CHAPTER
4

手軽に食べたい！

ファストフード・
ファミレス編

まるでカフェ！ オシャレな雰囲気がうれしい

フレッシュネスバーガー

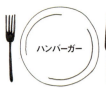

ハンバーガー

Good Choice

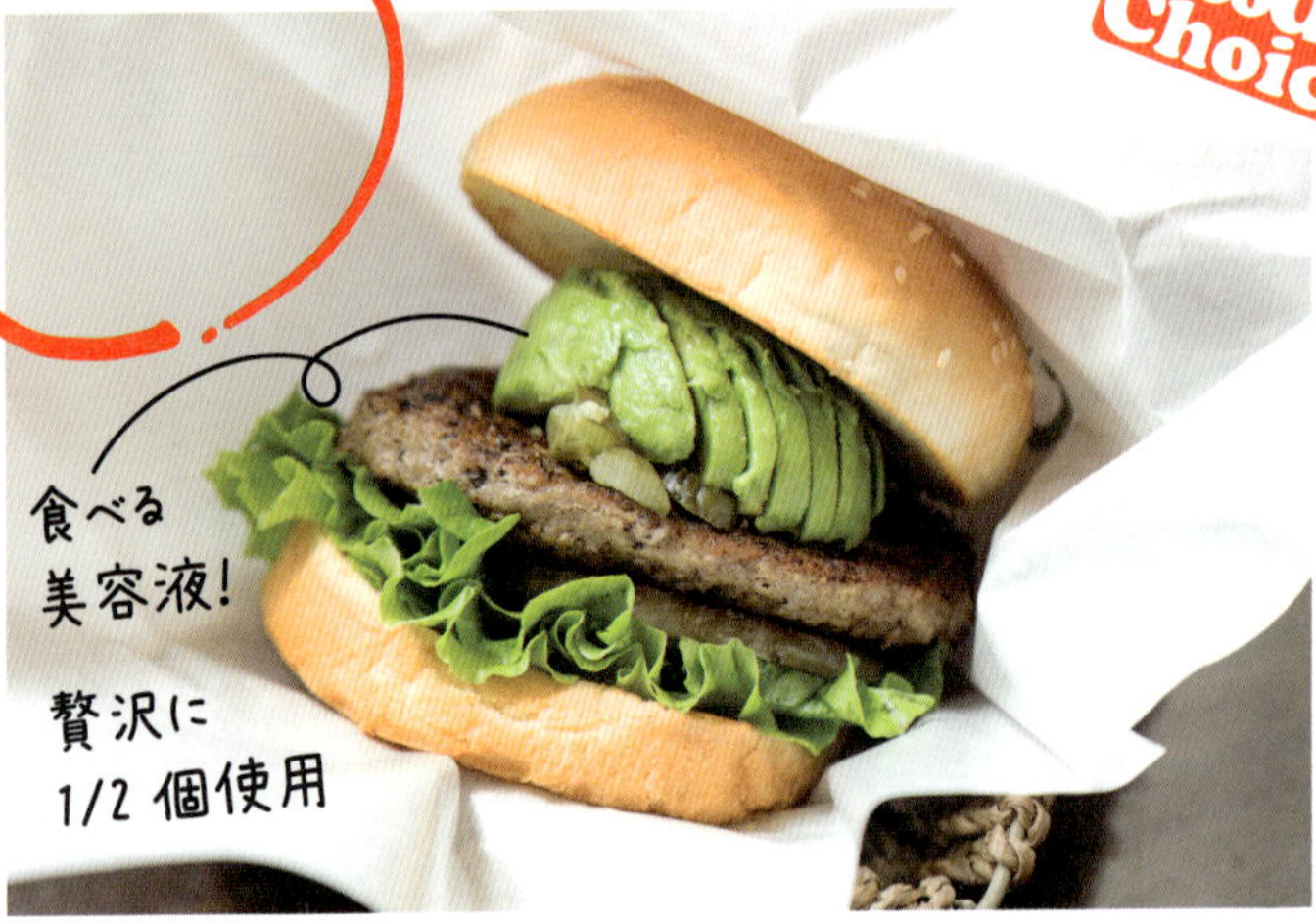

アボカドバーガー（シングル）

カロリー：570kcal　炭水化物：39.3g
たんぱく質：27.4g　食塩相当量：1.6g
脂質：33.9g

良質な油なので安心！

アボカドのチカラで美容バーガーに大変身！

フレッシュネスバーガーでは、2015 年から低糖質バンズが導入されています。原料の小麦粉の一部を食物繊維に置き換え、なんと糖質を 50% カット、カロリーを 40% カット！　さらに食物繊維が 9.7g と、1日に必要な摂取量の半分を補えます。プラス 50 円で変更できるので、おすすめです。

ハンバーガー＝ジャンクフードという概念を思いっきりくつがえす、オシャレなカフェのような雰囲気。新鮮な食材を使って、オーダーを受けてからひとつずつつくってくれるのもうれしいポイント。

店名：フレッシュネスバーガー
種類：ハンバーガー
店舗数：全国 160 店舗
情報公開：WEB で栄養成分公開
調査方法：WEB

Bad Choice

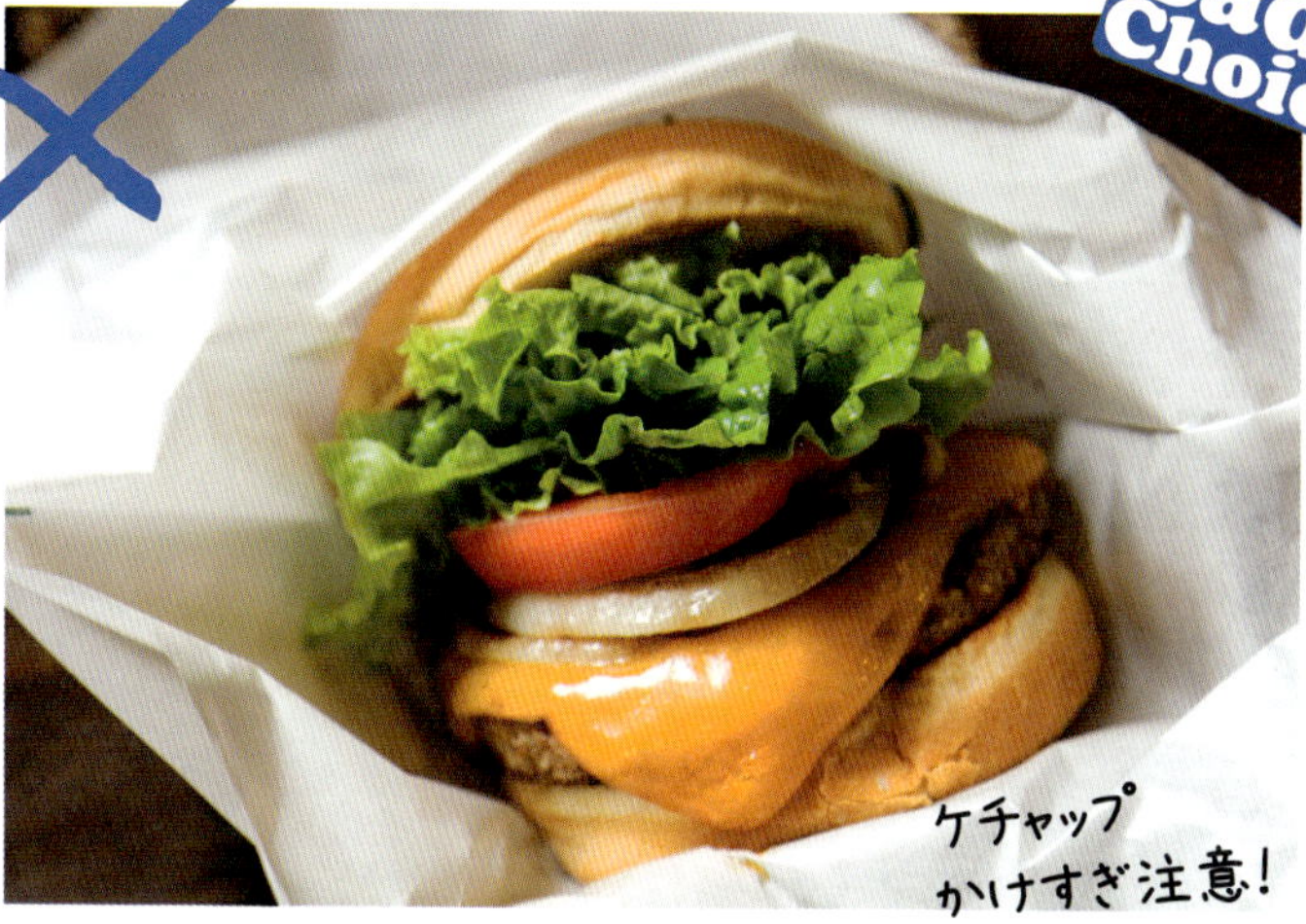

クラシックチーズバーガー（シングル）

カロリー：529kcal
たんぱく質：30.6g
脂質：27.4g
炭水化物：36.6g
食塩相当量：2.0g

とろ～りチーズは魅力的だけど……。

豆知識

プラス50円なのにすごい！低糖質バンズ

メニュー選びのポイント

ジャンクなハンバーガーは、アボカドで美容バーガーに！

食べごたえ抜群なクォーターパウンドを使用した、人気のクラシックバーガーシリーズを比較。どちらもハンバーガーとしては高カロリーですが、実は〝アボカドバーガー〟は女子にうれしいメニュー。その理由は、「完全食品」とも言われるアボカドの栄養価にあります。

アボカドの脂質は、その大半がオレイン酸やリノール酸などの不飽和脂肪酸。**悪玉コレステロールを減らす働きがあるので、むしろ積極的にとりたい油**です。さらに、お肌にうれしいビタミン類もバランスよく含まれていて、まさに**「食べる美容液」**！

一方〝クラシックチーズバーガー〟は、塩・こしょうのみのシンプルな味付けですから、ケチャップなどをかけるとカロリーが増えてしまうので要注意。

どうせ食べるならアボカドの力を借りた「美容バーガー」で、賢く栄養補給しちゃいましょう！

外食コラム
COLUMN

ハンバーガーの牛肉ってどこの国の牛？

牛肉の原産地、気になりますよね。実は「外食の原産地表示ガイドライン」で牛肉の原産地表示が推奨されています。ウェブサイトで公開している企業もあるので、気になる人はチェックしてみましょう。

外食でリーズナブルに食べられる牛肉は、ほとんどが輸入牛肉。ハンバーガーチェーンを調査したところ、マクドナルド、モスバーガー、ロッテリア、フレッシュネスバーガー、ファーストキッチンの5店は、オーストラリア・ニュージーランド産のいわゆる「グラスフェッドビーフ」を使用しているそうです。

グラスフェッドビーフとは、牧草飼料を主にして育った牛のこと。穀物飼料で育つ日本やアメリカの牛とは異なり、**脂肪の入らない赤身肉が特徴**です。また、**脂肪燃焼効果のあるカルニチンが豊富**で、**昨今は日本でもヘルシーなお肉として人気**が高まっています。

ちなみに、マクドナルドのウェブサイトによると、牛肉は、枝肉やブロック肉から肉を切り出す際に生まれる「トリミング時の肉」がメイン。ビーフ100パーセントと表記されていますが、どの部位を使っているかは企業により異なるようです。

日本生まれのハンバーガー店！

モスバーガー

ハンバーガー

Good Choice

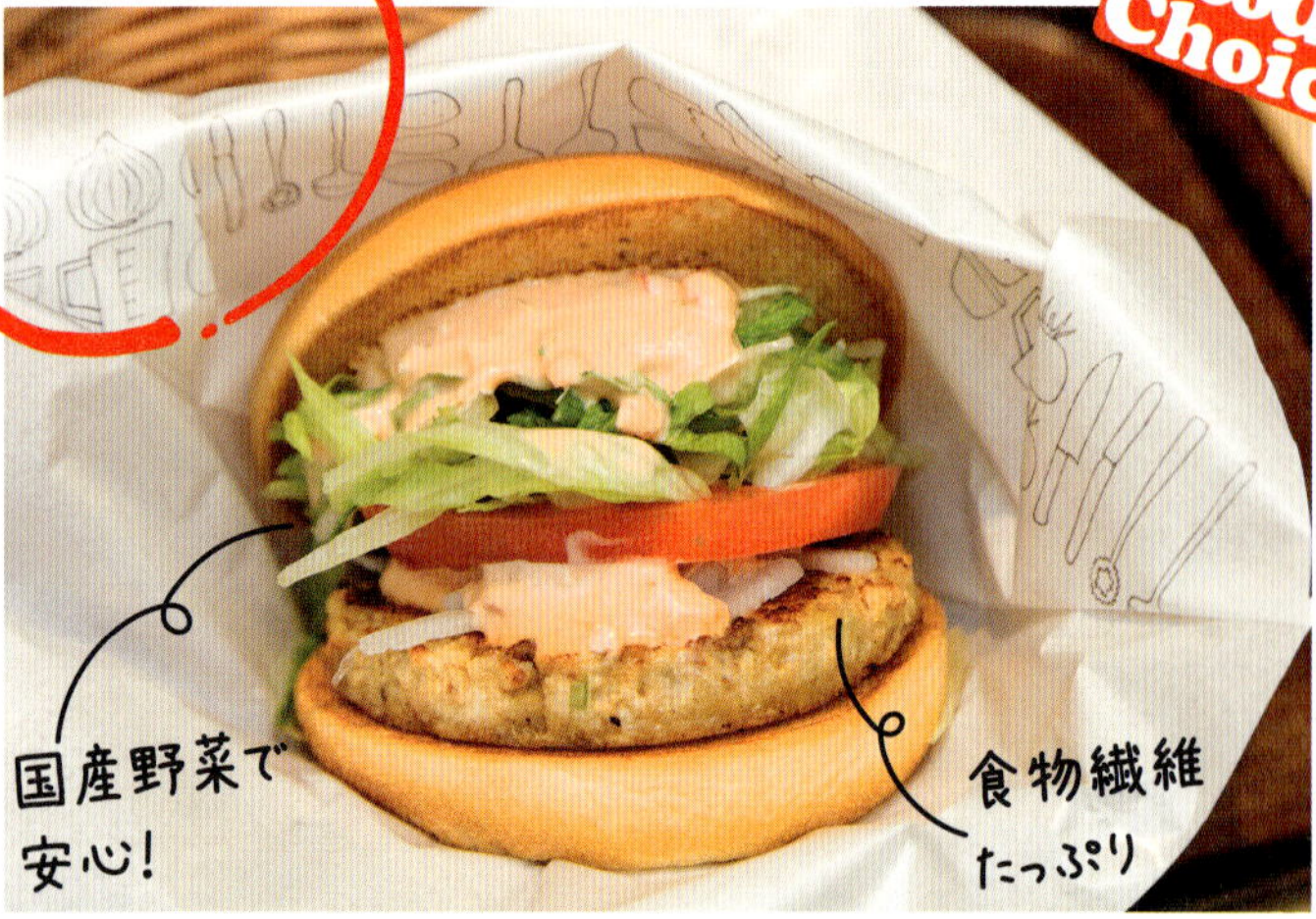

ソイモス野菜バーガー

カロリー：290kcal　炭水化物：40.2g　食物繊維：3.6g
たんぱく質：13.6g　食塩相当量：1.8g
脂質：8.4g

ライスバーガーの2倍！

たんぱく質も野菜もとれて、一石二鳥！

日本人が大好きな味、テリヤキバーガーを日本で初めてつくったのは、実はモスバーガー。1973 年に開発された当初は、あまり売れなかったそうですが、女子高生の間で大ヒット。またたく間に人気となりました。いつの時代も、女子の口コミはすごいパワーをもっていますよね。

注文を受けてからつくるため、できたてを提供してくれるモスバーガー。野菜はすべて国産で、店内でその日の野菜の産地と農家の名前も表示する徹底ぶり。健康志向のヘルシー商品も充実。

店名：モスバーガー
業態：ハンバーガー
店舗数：全国 1361 店舗（※2016 年 9 月 30 日現在）
情報公開：WEB で栄養成分公開
調査方法：WEB

Bad Choice

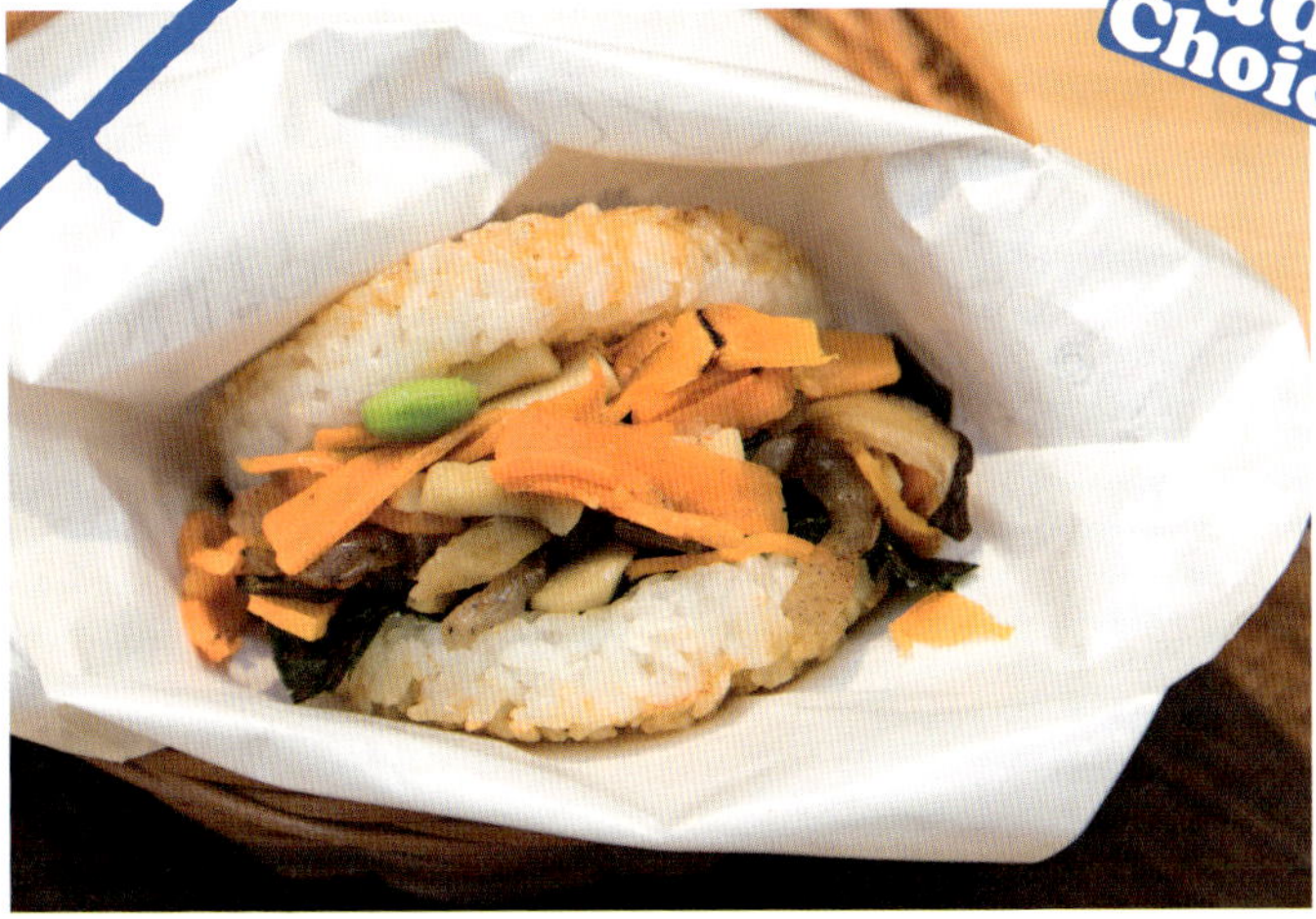

モスライスバーガー 彩り野菜のきんぴら

カロリー：290kcal
炭水化物：57.8g
食物繊維：2.8g
たんぱく質：5.4g
食塩相当量：1.6g
脂質：4.3g

糖質多め！

ごはんと具材で糖質多め

豆知識 日本生まれだからこそ、生み出せたもの

メニュー選びのポイント

ハンバーガーが食べたければライスじゃなくてバンズで食べればいいじゃない

モスバーガーのヘルシーメニューといえば、国産うるち米を使ったモスライスバーガーと、大豆たんぱくを使用したソイパティ。どちらも健康に良さそうなイメージですが、あえて選ぶなら、どちらが良いのでしょうか。

カロリーはどちらも同じですが、注目すべきはたんぱく質と炭水化物量。〝モスライスバーガー　彩り野菜のきんぴら〟は、**お米をぎゅっと固めている上に、具材にきんぴらごぼうや人参が入っているため、どうしても糖質が多くなります。**

一方、〝ソイモス野菜バーガー〟は、パティに肉ではなく大豆たんぱくが使われています。たんぱく質が豊富で、ライスバーガーの2倍！　不足しがちな食物繊維もたっぷりで、具材のトマト、レタス、玉ねぎなどの生野菜もとれます。

健康面も考えてハンバーガーを食べたいときには、できるだけ**高たんぱく質、低炭水化物で、食物繊維もとれるものを選びましょう。**

外食コラム
COLUMN

お店に並ぶまでの全履歴を追える、日本の牛肉のスゴイしくみ

２０００年代初頭に社会問題となった、ＢＳＥ（牛海綿状脳症）を覚えていますか？

これを機に施行された「牛の個体識別のための情報の管理及び伝達に関する特別措置法」で、**日本ではすべての国産牛の履歴が追えるようになりました。**

どこで生まれて誰に肥育されたか、どう加工されてどのように小売店に卸されたか、その一連の流れを個体識別番号により記録・管理しているのです。スーパーに並ぶ牛肉のパックに記載されている10桁の番号を調べれば、わたしたち消費者でも履歴を知ることができます。

この手間ひまかけたしくみが大いに役立ったのは、２０１１年の東日本大震災後、牛肉から放射性セシウムが検出されるという事件が起きたとき。個体識別番号が功を奏し、原発事故で汚染されたワラを食べた牛を特定・回収することができました。

原産国しか知ることができない輸入牛肉と比較すると、日本の牛肉がいかに安心であるかがわかります。

世界規模！ハンバーガーの代名詞的存在

マクドナルド

ハンバーガー
（サイドメニュー）

Good Choice

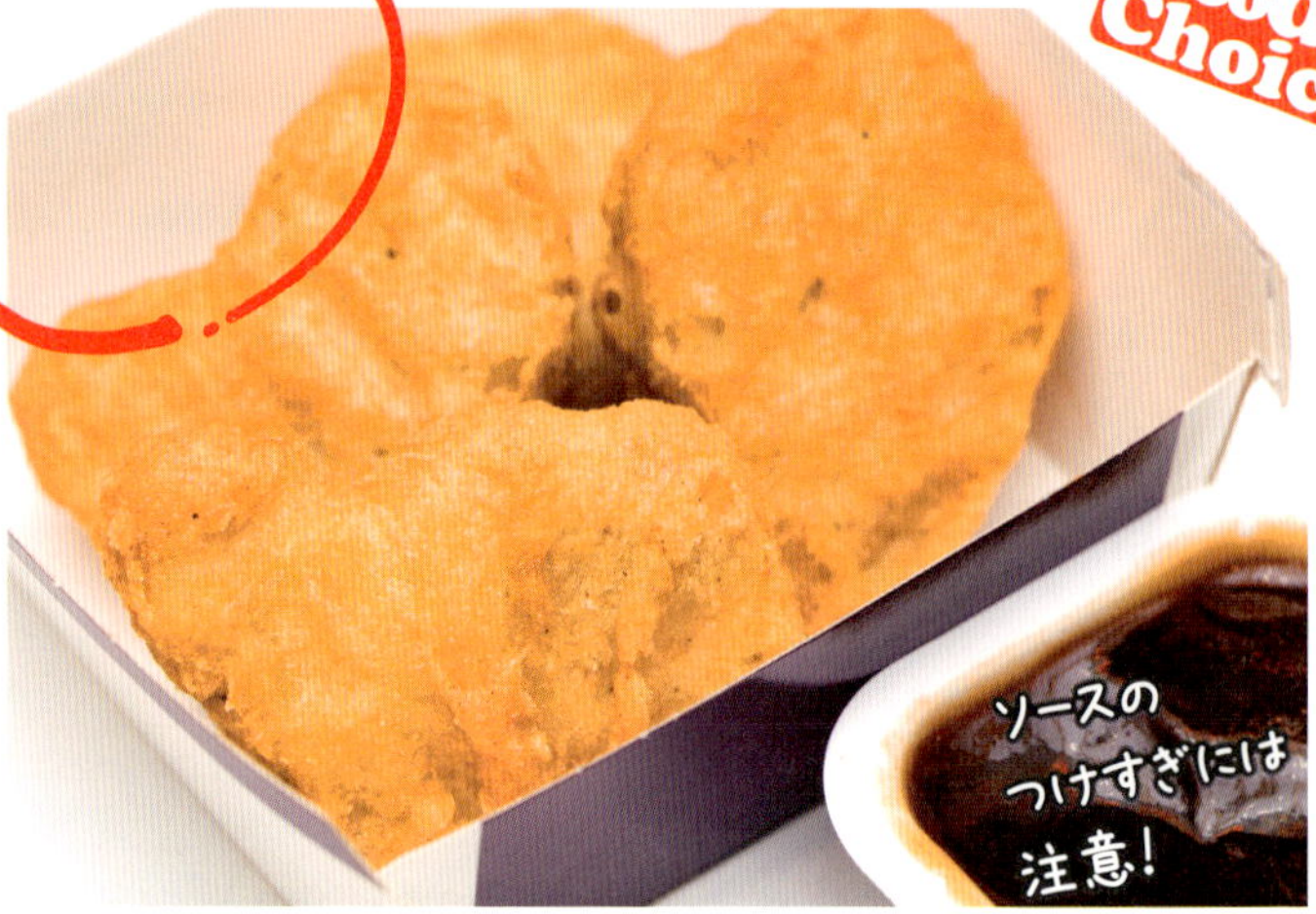

チキンナゲット（5ピース）

カロリー：263kcal　炭水化物：14.0g
たんぱく質：15.5g　食塩：1.3g
脂質：16.1g

ハンバーガーだけでは不足しがちなたんぱく質がとれる

足りない
たんぱく質を
補える！

マクドナルドのウェブサイトによると、チキンナゲットは 1980 年に日本の天ぷらをヒントに開発されたそう。ミンチした肉に衣をつけてフライし、工場で完全加熱をしたあとに急速冷凍。それを、最後に店舗でフライするので外はカリっと中はジューシーにできあがるのです。

世界中に展開され、もはや知らない人はいないといっても過言ではないマクドナルド。ハンバーガーといえば真っ先に思い浮かべる人も多いのでは？

店名：マクドナルド
業態：ハンバーガー
店舗数：非公開
情報公開：WEBで栄養成分公開
調査方法：WEB

Bad Choice

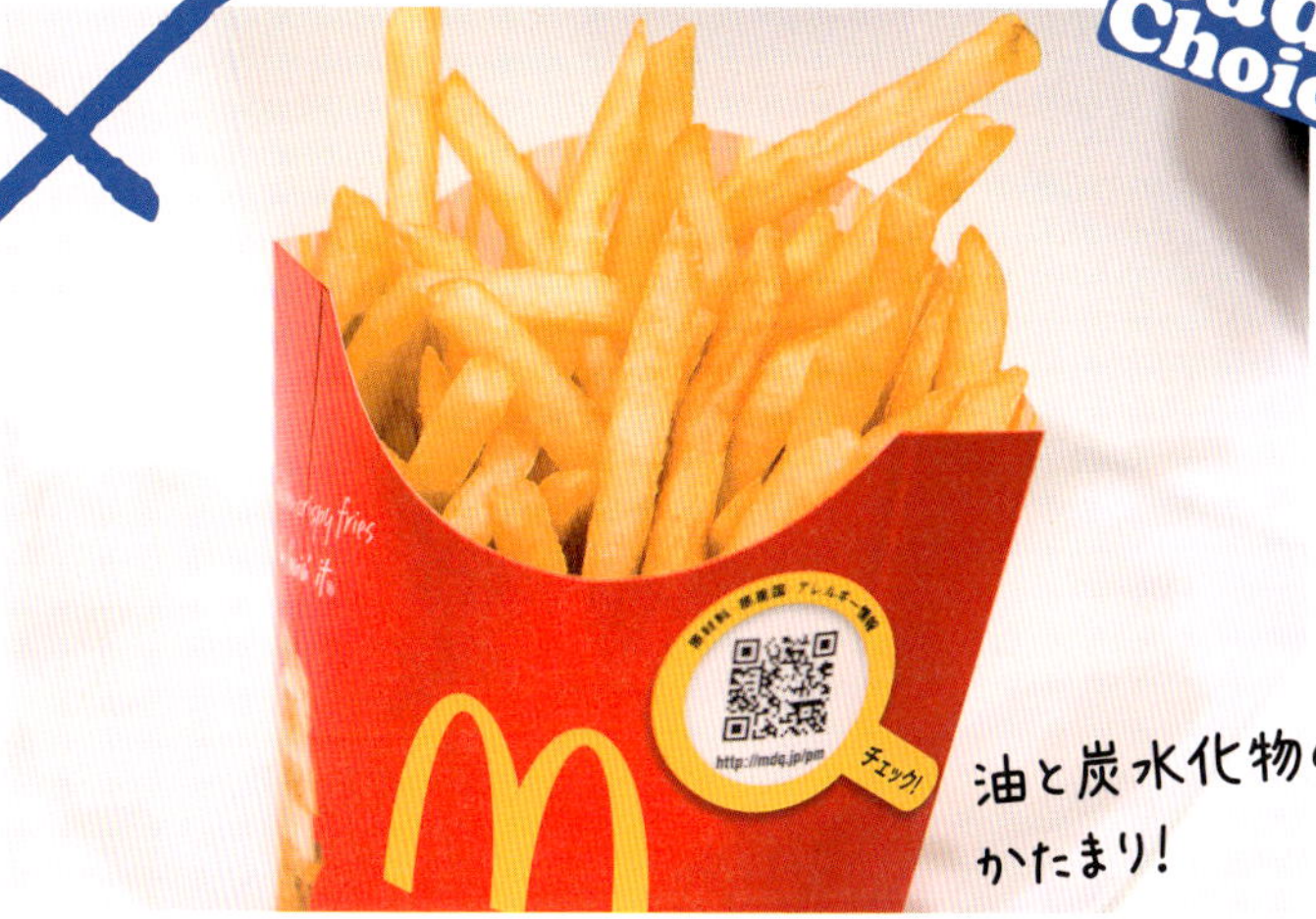

マックフライポテト（Mサイズ）

カロリー：424kcal
たんぱく質：5.3g
脂質：22.0g
炭水化物：51.4g
食塩相当量：1.1g

高炭水化物・高脂質！

豆知識　チキンナゲットのヒントは日本のてんぷら！

メニュー選びのポイント

ポテト＝油と炭水化物のかたまりです

ときどき無性に食べたくなる、マクドナルドの定番サイドメニュー。どちらも揚げものなので量のわりに高カロリーですが、あえて選ぶなら〝チキンナゲット〟を。「ポテトはじゃがいも。じゃがいもは野菜。ナゲットよりヘルシーなんじゃないの？」とは間違っても思わないように！　糖質の多いじゃがいもを油で揚げた〝マックフライポテト〟は、**主な栄養素が脂質＆炭水化物というおデブのもと**。ハンバーガーだけでも高カロリーなのに、さらに炭水化物ＯＮは避けたいところです。

一方、原材料が鶏肉の〝チキンナゲット〟からは、たんぱく質がとれます。ハンバーガーだけだとたんぱく質不足になってしまうので、サイドメニューに〝チキンナゲット〟を選んで補いましょう。

ただし、どちらもダイエット女子の敵であることに変わりはありませんから、いくらおいしくても食べすぎないように！

外食コラム
COLUMN

「鶏肉」と「鶏肉調製品」は違う！チキンはどこからやってくる？

近年の健康ブームから、鶏肉の消費量は年々増えています。２０１５年度の鶏肉の自給率は67パーセントですから、国産の鶏肉だけではまかないきれないのが現状です。

主な鶏肉の輸入国はブラジル、タイ、アメリカですが、これはあくまで「お肉」の話。**外食チェーン店が輸入しているのは「鶏肉」ではなく、すでに調理された「鶏肉調製品」です。**コンビニエンスストアやファストフードでよく見かける、チキンナゲットやから揚げ、フライドチキンなどがこれにあたります。これらは、ほぼタイか中国でつくられていて、**国産の鶏肉が使われているものはほとんどないと言ってもいいでしょう。**

海外で生産、調理したほうが人件費や原材料が安くすむとは言え、過去には、中国での鶏肉の使用期限切れ問題などもありました。不安に感じる人も多いと思いますが、外食で輸入鶏肉を避けるのはむずかしい問題なのです。

ハンバーガー以外にも女子が好きなメニューがたくさん！

ファーストキッチン

ハンバーガー

関東を中心に展開しており、ハンバーガー以外のメニューも充実。味の選べるフレーバーポテトやパスタやスープ、デザートなどランチにピッタリ！

店名：ファーストキッチン　店舗数：全国 131 店舗　調査方法：WEB
種類：ハンバーガー　情報公開：WEB で栄養成分公開

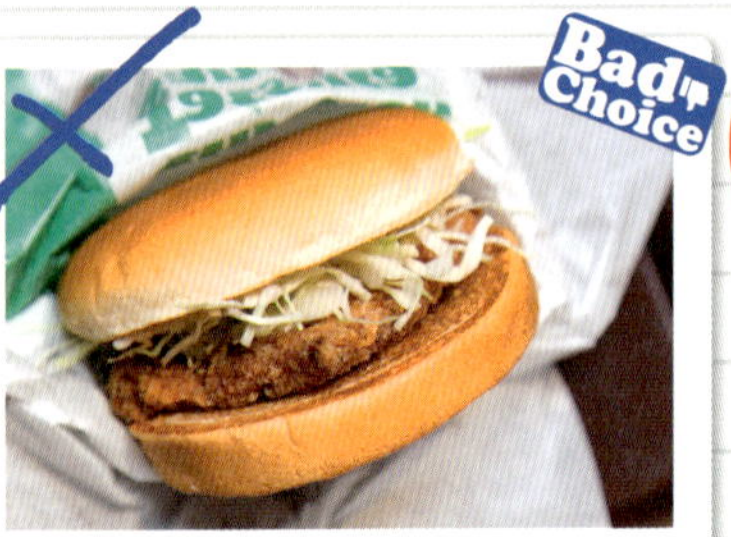

チキン竜田サンド

カロリー：541kcal　炭水化物：36.4g
たんぱく質：15.2g　食塩相当量：1.9g
脂質：36.5g

一日の摂取目安量の半分以上！

揚げもの × マヨネーズは高脂質！

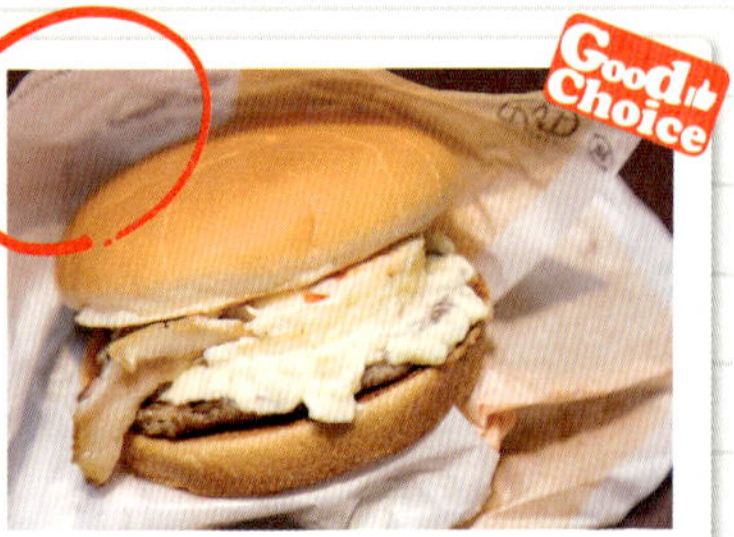

ベーコンエッグバーガー

カロリー：409kcal　炭水化物：31.6g
たんぱく質：19.4g　食塩相当量：1.9g
脂質：22.8g

不足しがちなたんぱく質がとれる！

メニュー選びのポイント

揚げものは油の宝庫。至福は一瞬、脂肪は一生

「今日はがっつり食べたい！」という日、女子にだってありますよね。だからといって一瞬の至福のために揚げものを選ぶのは、ちょっぴり自分をあまやかしすぎかも。“チキン竜田サンド” は、**揚げもの × マヨネーズで脂質のダブルパンチ！**

同じお肉系なら、脂質が 13 グラムほど少ない “ベーコンエッグバーガー” を。ベーコン・たまご・ビーフパティとボリューム満点で、たんぱく質もしっかりとれます。ただし、どちらにしてもカロリーが低いとはいえないので、食べすぎは禁物。

他社とのコラボも多く、話題性にこと欠かない！

ロッテリア

ハンバーガー

いろんな食品メーカーとコラボして、ユニークな商品を世に送り出し続けているロッテリア。遊び心満点のハンバーガーで驚かせてくれるのが楽しい！

店名：ロッテリア　店舗数：全国 373 店舗　調査方法：WEB
種類：ハンバーガー　情報公開：WEB で栄養成分公開

Bad Choice

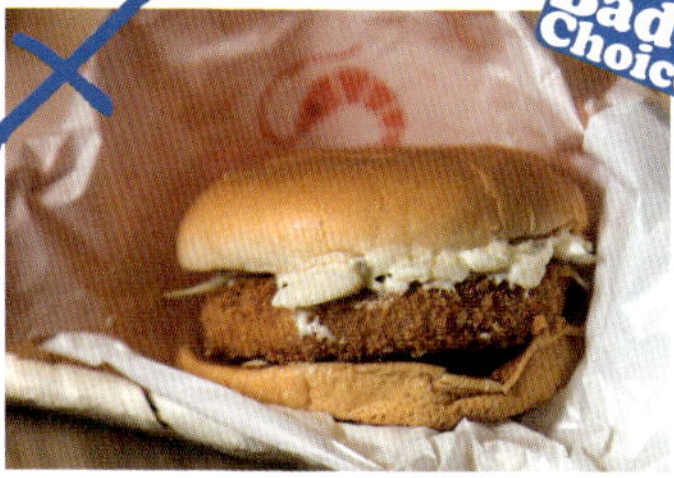

エビバーガー

カロリー：492kcal　炭水化物：28.0g
たんぱく質：12.4g　食塩相当量：2.5g
脂質：30.8g

一日の摂取量目安の半分以上！

揚げもの × タルタルソースは高脂質

Good Choice

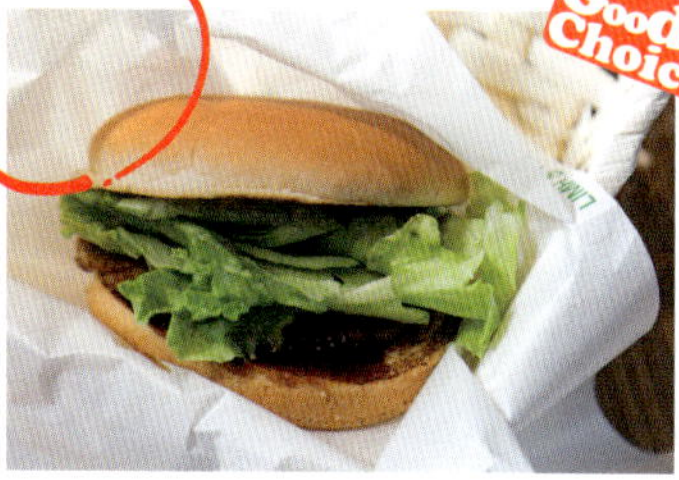

てりやきバーガー

カロリー：374kcal　炭水化物：34.7g
たんぱく質：11.2g　食塩相当量：2.0g
脂質：20.7g

てりやきのあんは、糖質多めなので注意

お肉の満足感あり

メニュー選びのポイント

お肉をガマンして、エビを選んだ自分に拍手★は空回り！

お肉のパティはがっつりだから、ヘルシーそうなエビを選んで満足していたら、それはただの自己満足かも。サクサク × ぷりぷりの食感がたまらないエビカツはいうまでもなく揚げもの。さらに**タルタルソースが脂質をアップ**。ハンバーガーひとつにしてはカロリーが高すぎます。

お肉の満足感をしっかり味わえる“てりやきバーガー”は、ロッテリアのなかでは比較的カロリーが低め。とはいえ、てりやきのあまいたれは糖分が多いので、一個でとどめておきましょうね。

ファミリーレストラン店舗数は日本一！

ガスト

ファミリー
レストラン

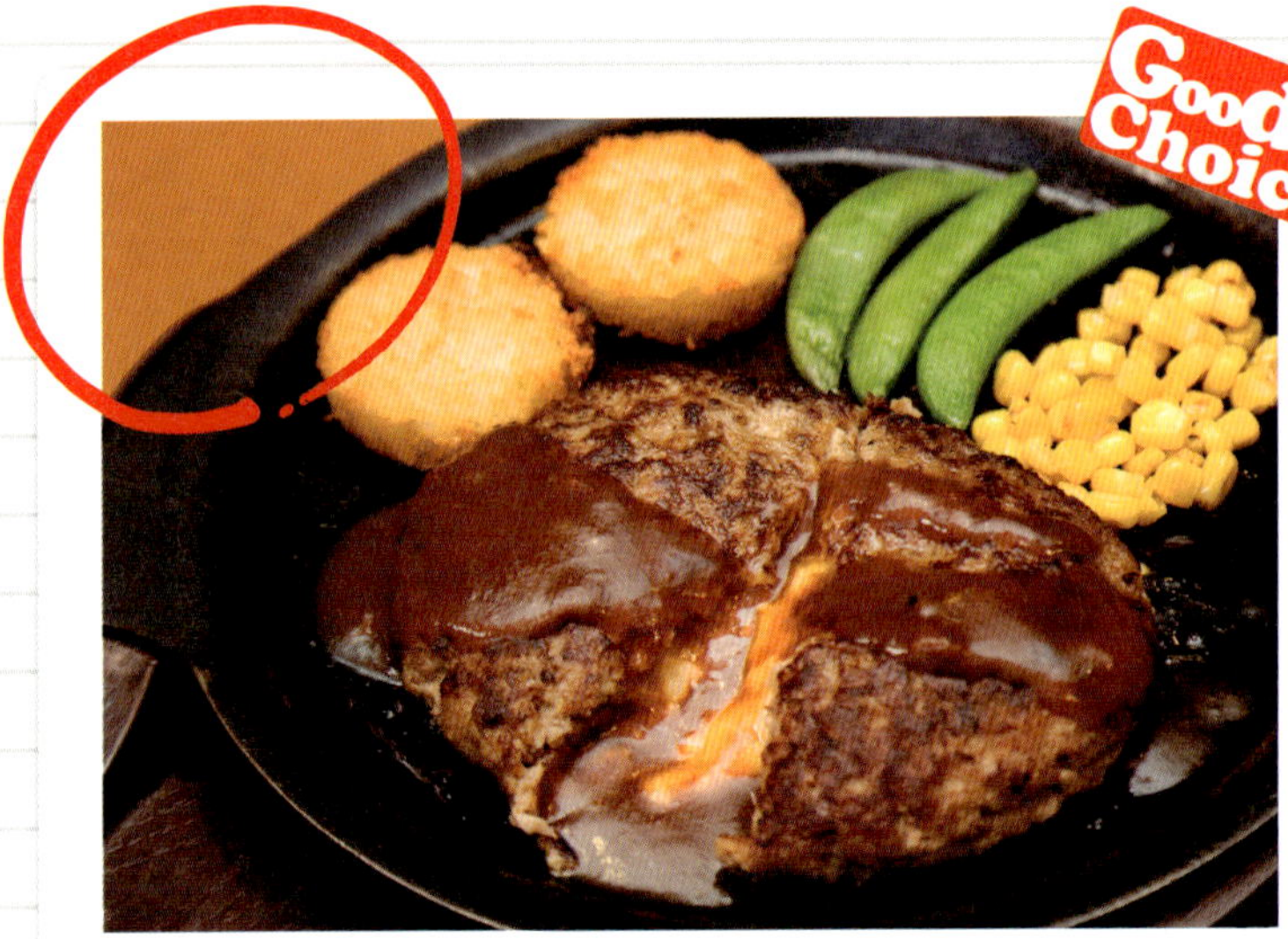

Good Choice

チーズ IN ハンバーグ

カロリー：757kcal
食塩相当量：2.6g

単品注文で、
糖質コントロール
も可能！

ガストでは全店で糖質制限メニューを扱っています。50 円追加すると糖質 0g の麺に変更可能など、しっかり食べたいけど糖質が気になるという人にぴったり。さらに、スイーツ好きには“糖質控えめ・バニラアイスケーキ”がおすすめ！

日本で一番店舗数が多いファミリーレストラン。洋食から和食まで幅広いメニューで、子どもからお年寄りまで幅広く愛されています。

店名：Café レストラン　ガスト
種類：ファミリーレストラン
店舗数：全国 1357 店舗
情報公開：WEB で栄養成分一部公開
調査方法：WEB

Bad Choice

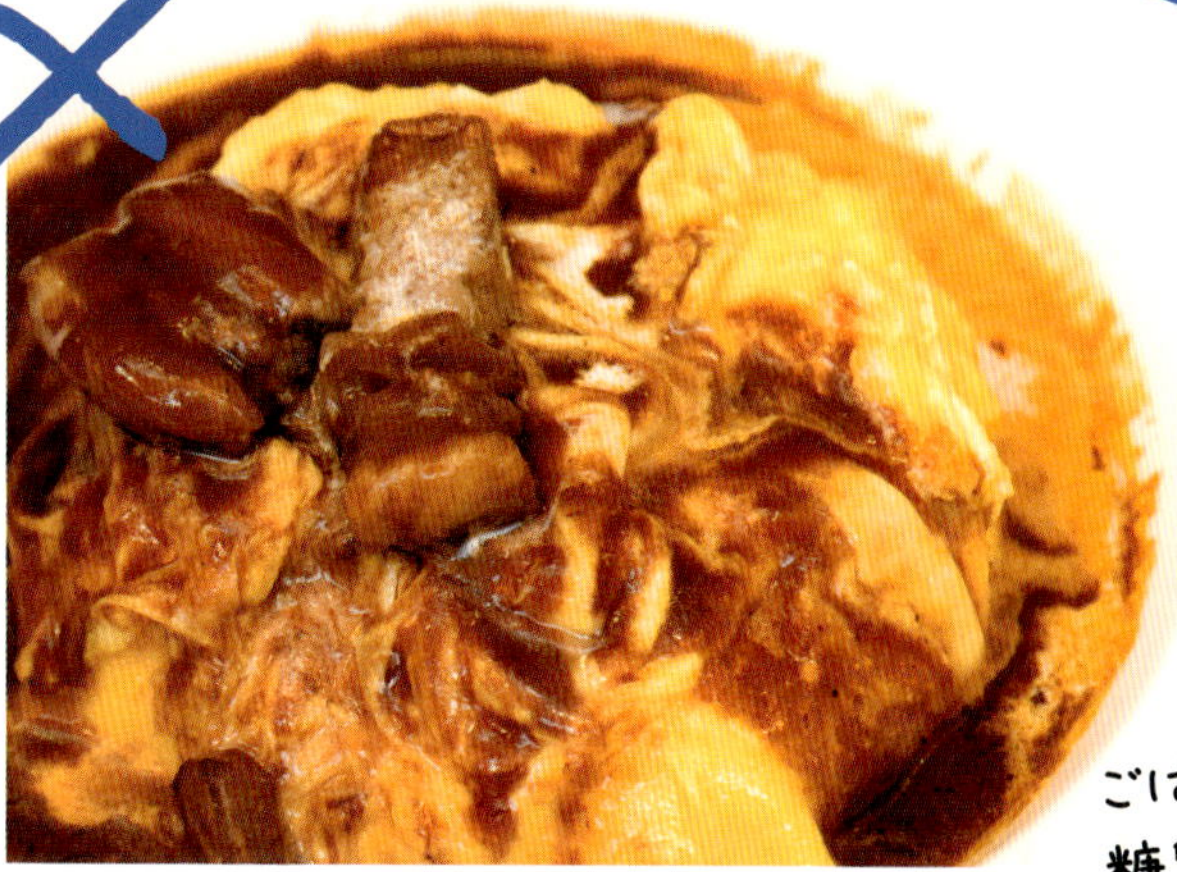

ごはんオンリーは糖質のかたまり!

オムライスビーフシチューソース

カロリー：853kcal
食塩相当量：4.7g

一日の摂取量目安の大半!

たっぷりごはんは、糖質の宝庫！

豆知識

ガストで糖質制限ができちゃう?!

メニュー選びのポイント

ごはんは糖質の宝庫。おデブへの道まっしぐら

洋食の王様、オムライスとハンバーグ。どちらもそれなりのエネルギー量ですが、とくに注意したいのはオムライスです。

ボリュームたっぷりのチキンライスは、糖質の宝庫。**糖質の多いもの＝肥満の原因。**ごはんオンリーメニューはできるだけ避けたいところです。

さらにオムライスのメインであるたまごは、脂質が多め。ビーフシチューソースの具は牛肉とグリンピースのみで、栄養もちょっとかたよりがちです。さらに見逃せないのが食塩相当量。**一日の推奨摂取量7グラムのうち、一食で半分以上を摂取する**ことになってしまいます。

一方、カマンベール・モッツァレラ・パルメザン・ホワイトチェダーがとろ～りあふれる〝チーズＩＮハンバーグ〟は、単品で注文できるのでごはんやパンを注文しなければ糖質のコントロールが可能。つけ合わせの野菜と交互にゆっくり食べて、急激な血糖値上昇や食べすぎを防ぎましょう。

外食コラム
COLUMN

コーヒーフレッシュはミルクじゃない？ 見ためや言葉に惑わされない

ファミリーレストランの定番といえば、ドリンクバー。ジュースやお茶が飲み放題なので、ついつい注文してしまう人が多いのでは？　とくにコーヒー好きにとって、コーヒーのおかわり自由は魅力的ですよね。

ところで、コーヒーに必ずついてくるコーヒーフレッシュが、何からできているか知っていますか？

ミルクや生クリームだと思っている人が多いのですが、実は**主な原料は植物油脂**。そこに**乳化剤や砂糖、調整剤などを混ぜてつくられている「なんちゃってミルク」**なのです。

コーヒーフレッシュにもいろいろな種類があり、なかには、乳脂肪分が含まれたリッチな味わいのものもありますが、生クリームやミルクとは似て非なるもの。ふだんなんとなくコーヒーに入れてしまいますが、原材料を知るとちょっとビックリしますよね。

自分が食べているものがどんなものか、知っておくのはとても大切なこと。思い込みや見ために惑わされないための「知識」も必要なのです。

ちょっぴり優雅に過ごしたいときにピッタリ

デニーズ

ファミリーレストラン

Good Choice

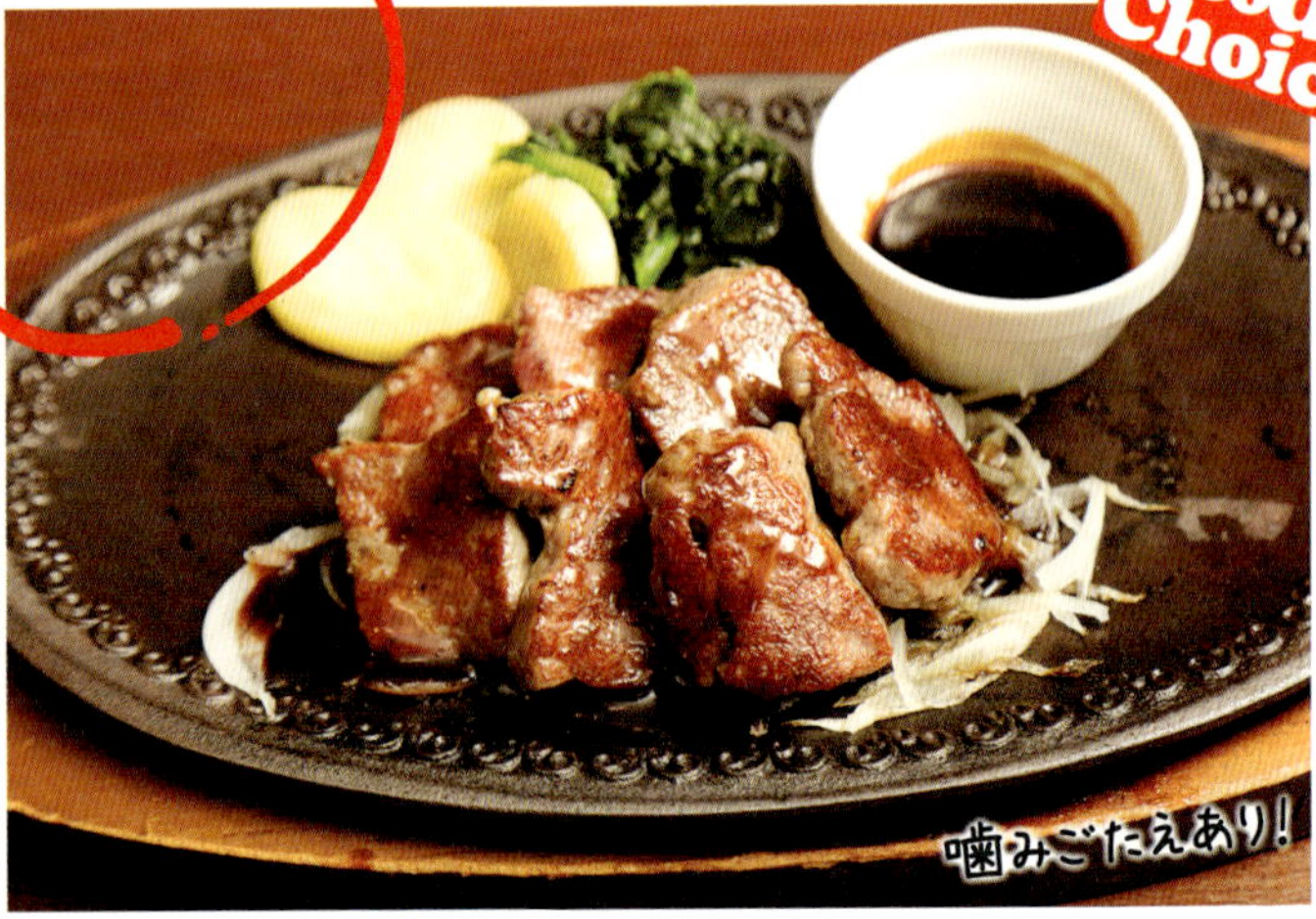

カットステーキ黒にんにくソース（約130g）

カロリー：300kcal　炭水化物：17.9g
たんぱく質：25.1g　食塩相当量：3.8g
脂質：14.2g

お肉をシンプルに焼いているので、糖質少なめ！

デニーズのサラダメニューに使用されているフレッシュ野菜は、すべて国産（※）。玄関には産地表示ボードがあり、毎日更新がされています。一人暮らしや外食続きだと、野菜を食べる機会がどうしても減りがち。是非セットにサラダを追加してみましょう。

（※ドレッシングなどの加工品に含まれる野菜や、サラダ以外のメニューに使用される野菜は除く）

「いらっしゃいませ！ デニーズへようこそ！」の挨拶でおなじみのデニーズ。ていねいな接客はもちろん、パンケーキなどのスイーツメニューが充実していてテンションが上がること間違いなし！

店名：デニーズ
種類：ファミリーレストラン
店舗数：全国 388 店舗
情報公開：WEB で栄養成分公開
調査方法：WEB

Bad Choice

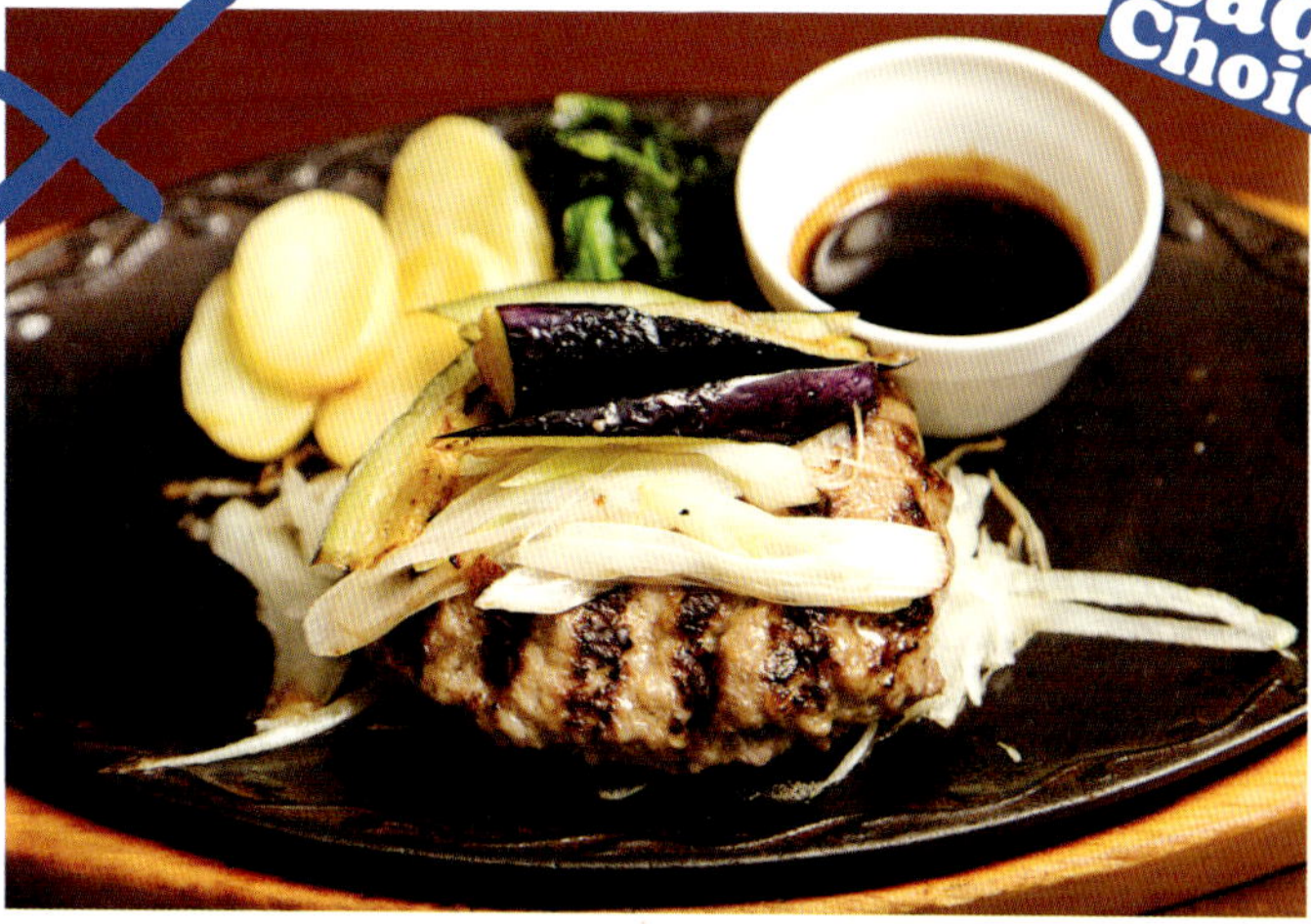

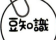

ビーフハンバーグ～黒にんにくソース

カロリー：529kcal
炭水化物：27.9g
たんぱく質：29.6g
食塩相当量：3.8g
脂質：33.5g

糖質多め！

お肉の「つなぎ」で、糖質多め！

豆知識 デニーズのサラダメニューは、全て国産！

メニュー
選びの
ポイント

幼い少女は、ハンバーグに喜ぶ。大人の女は、ステーキに信頼をおく。

牛肉には、鉄分を含む良質なたんぱく質が豊富に含まれています。お肉の鉄分は、野菜の鉄分よりも吸収されやすく、まさに女子にぴったりな食材です。

では、ハンバーグとステーキならどちらを選べばいいのでしょうか。いかにもがっつりなステーキより、玉ねぎなどが混ざったハンバーグ？

いえいえ、実は、**ステーキはダイエットにぴったりのメニュー**。**お肉をシンプルに焼いたものなので糖質は少なく**、ソースをつけすぎなければ塩分もおさえられます。柔らかいハンバーグよりも噛みごたえもあるので、しっかりと噛むことで満腹感も持続します。

対してハンバーグは、糖質がステーキの約1・5倍！　原材料を問い合わせてみて、その理由が明らかになりました。

◎ハンバーグの原材料

【牛肉（バラ、モモ、すね、ウデ）、玉ねぎ、液全卵、パン粉、液卵白、ソテーオニオン、植物油、食塩、牛乳、香辛料、砂糖、加工黒糖、酵母エキス、加工澱粉、調味料、酸化防止剤（ビタミンE）】

ハンバーグにはいわゆる「つなぎ」が使われています。これはひき肉をまとめて柔らかく仕上げるためのもの。**パン粉や砂糖、たまご、食塩、食品添加物などがこれにあたります**。ステーキに比べて**炭水化物が多いのは、このつなぎによるものでしょう**。

また、ひき肉には脂肪分が多く含まれているため、消化が悪く胃に負担をかけてしまう可能性も。

牛肉の栄養素をシンプルにとれるステーキのほうが、レディが選ぶべきファミレスメニューとも言えるでしょう。ただ牛肉の脂肪分は飽和脂肪酸が多いため、とりすぎは悪玉コレステロールのもと。食べすぎには注意しましょう。

ファミリー
レストラン

遊び心たっぷりの店内も楽しい！

びっくりドンキー

ウッド基調の店内が特徴。木製のお皿に、ライスとハンバーグとサラダを盛り合わせたワンプレートを、お箸で食べるスタイルが人気！

店名：ハンバーグレストラン　びっくりドンキー
種類：ファミリーレストラン
店舗数：全国 335 店舗
情報公開：WEB で栄養成分公開
調査方法：WEB

Bad Choice

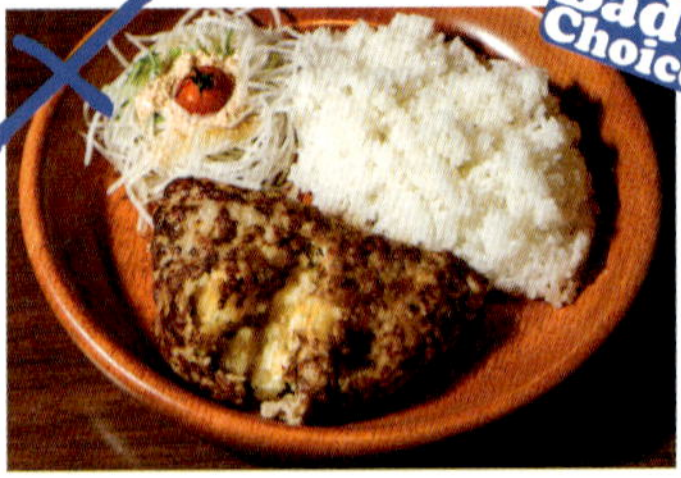

ポテサラパケットディッシュ（150g）

カロリー：907kcal
炭水化物：104.9g
たんぱく質：31.3g
食塩相当量：2.9g
脂質：38.8g

ポテトがハンバーグの脂質にさらに追い討ちをかける！

Good Choice

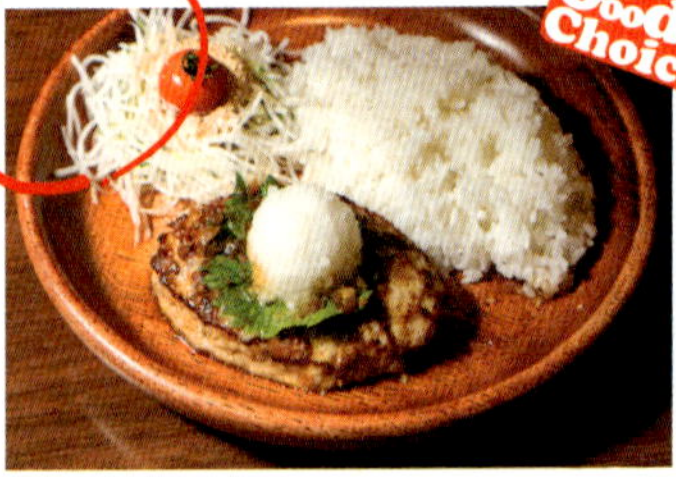

おろしそバーグディッシュ（150g）

カロリー：789kcal
炭水化物：103.1g
たんぱく質：27.0g
食塩相当量：2.3g
脂質：28.3g

大根おろしで余分な脂質をデトックス！

メニュー選びのポイント

ただでさえ脂質の多いハンバーグで、無茶は禁物！

見ためは普通のハンバーグだけど、中を半分にするとたっぷりのポテトサラダが入っている“ポテサラパケットディッシュ”。

「え？　ポテサラなんだからヘルシーでしょ？」と思った人は残念！　じゃがいもの炭水化物と、マヨネーズの脂質でカロリーオーバーです。

ハンバーグのひき肉は、脂質が多く含まれる食材。これ以上の脂質をとりすぎるのはちょっと危険。脂質の高いポテサラやチーズは避けるのが正解です。“おろしそバーグディッシュ”なら、大根おろしに含まれるさまざまな酵素がたんぱく質や脂肪の消化を促してくれます。

コスパ最強のカジュアルイタリアン

サイゼリヤ

ファミリーレストラン

メニューによっては、ワンコインでおつりがくるほどコスパの良さはピカイチ。ワインとおつまみも豊富なので、ちょっと飲みたいときにも！

店名：イタリアンワイン＆カフェレストラン サイゼリヤ　店舗数：全国 1031 店舗
種類：ファミリーレストラン　情報公開：メニューで栄養成分一部公開　調査方法：メニュー

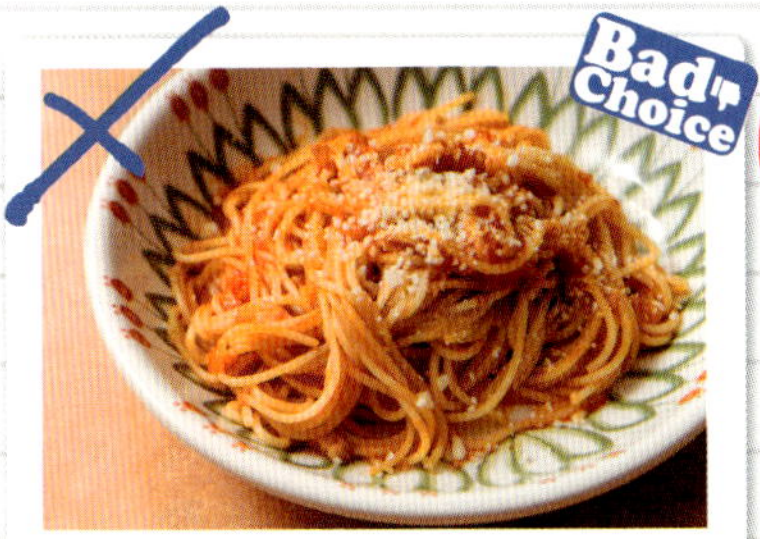

パルマ風スパゲッティ（トマト味）

カロリー：719kcal
食塩相当量：3.9g

具がほとんどない炭水化物のかたまり！

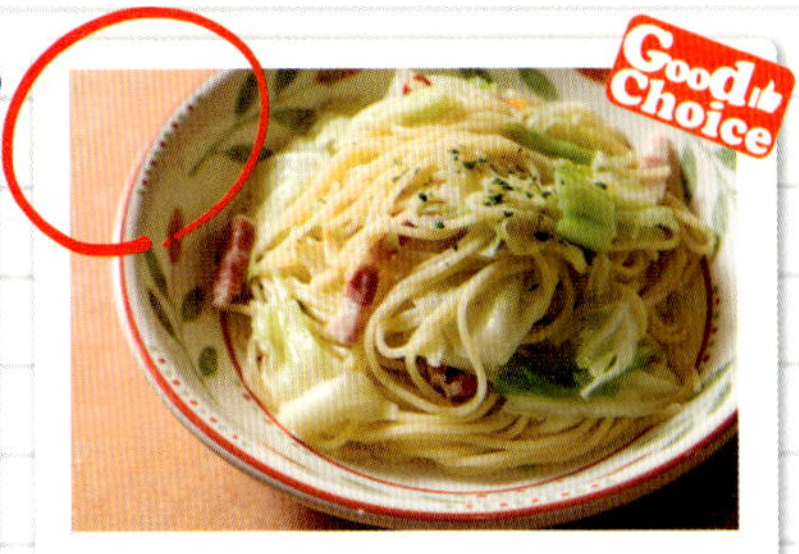

キャベツのペペロンチーノ

カロリー：634kcal
食塩相当量：3.2g

シンプルな構成で低カロリー

メニュー選びのポイント

具のないパスタは、中身のない男と同じです

ランチに食べたくなるパスタですが、**野菜などの具が入っていないパスタは、もうほとんど炭水化物**といってもいいでしょう。これでは栄養がかたより放題になってしまいます。

このふたつに共通しているのはベーコンが入っていることのみ。どちらか選ぶなら、野菜なしの“パルマ風スパゲッティ”より、“キャベツのペペロンチーノ”がおすすめ。野菜がとれて、パスタにしてはカロリーも低めです。パスタも男も、中身がたくさん詰まっていたほうがダンゼン魅力的というわけです。

ビューティーポイント
POINT

食べて得られるのは、自己満足だけ？「レタス○個分の食物繊維がとれる！」のワナ

ファミリーレストランやホテルのバイキングなどで、よく見かけるサラダバー。外食続きだと、「ここでまとめて野菜を食べておこう！」と張り切る人も多いですよね。生野菜は、「食べた感」があるため自己満足はできるのですが、果たしてほんとうに必要な栄養素がとれているのでしょうか？

サラダと聞くと食物繊維がたっぷりなイメージですが、実は**サラダを山盛りに食べてもそれほどの食物繊維はとれません。**

たとえば、**レタスに含まれる食物繊維は、１００グラムあたり１・１グラム。**あるファミリーレストランで、実際に直径17センチメートルのお皿に、レタスだけを満杯にして量ってみたところ、重さは34グラムでした。この場合、とれる食物繊維は1グラムにも満たない結果に。成人女性の一日の食物繊維の摂取推奨量は18グラム以上ですから、お皿にどんなにたくさんレタスを盛っても、食物繊維はほんの少ししかとれていないということです。

よく**「レタス○個ぶんの食物繊維」と書かれているサプリメントを見かけますが、レタス一個はだいたい３００グラム程度ですから、仮にまるまる一個食べたとしても３・３グラムに**

しかなりません。一見、大量の食物繊維が摂取できるようですが、実はそうでもないのです。

サラダバーで選ぶのなら、レタスよりはキャベツのほうがおすすめです。**豆や海藻、きのこがあれば、積極的に食べましょう。**これらの食材は食物繊維が豊富に含まれています。

さらに効率よく食物繊維がとれる方法としておすすめなのが、**玄米や麦ごはんなどの主食から摂取する方法**です。


〈食物繊維量が豊富な食材〉

◎**玄米**　約２・１ｇ（お茶碗一杯１５０ｇあたり）

◎**麦ごはん**　約２・３ｇ（お茶碗一杯１５０ｇあたり）

◎**ライ麦パン**　約４・０ｇ（１枚70ｇあたり）

現代の日本人の食事は、食の欧米化にともない、食物繊維の摂取量が少なくなっています。

この理由のひとつに、主食の穀類や、海藻類を食べなくなったことがあげられます。

レタスばかりがんばって食べるよりは、毎回しっかり玄米や麦ごはんなどの主食を食べれば、食物繊維以外にも、ビタミンやミネラルなどの栄養素が摂取できて、ずっと効率がいいのです。

外食コラム
COLUMN

肉だけでできているわけではない日本のハム

サラダやサンドイッチの具でもおなじみのハム。入れるだけでうまみが増し、彩りが鮮やかになります。お手頃価格で購入できて、とくにお弁当には欠かせない食材です。

ただし、忘れてはならないことがひとつ。**ハムには食品添加物が多く使われている**ということです。

ハムは、もともとはヨーロッパの保存食。豚の肉や血を余すところなく食べるための、いわば先人の知恵が詰まった加工品です。フランスの血のソーセージ、ブーダンノワールなどが有名ですよね。ハムは本来、肉・塩・砂糖・香辛料のみでつくることが可能です。「無添加ハム」は、そうしたシンプルな原材料からつくられています。

無添加ハムのメーカーから聞いた話では、「肉100グラムからできるハムは90グラム程度」だそうです。肉を塩漬けするのですから、完成品の重量は減って当然なのですが、**一般的な**

ハムの場合、１００グラムの肉から１２０グラムほどのハムができるといいます。それは**食品添加物などの「肉ではないもの」が混ざっているから**です。ハムの原材料表示を見てみると、ずらりと並んだ食品添加物に驚くはず。ハムは肉以外にもさまざまなものが添加されてつくられているのです。

市販のハムを買うときは自分の目で選べますが、**原材料の表示義務がない外食では、どのような食品添加物が使われているのかは全くわかりません。**ファミリーレストランやカフェでサラダを一品頼むときや、サンドイッチを選ぶときにも注意が必要。気づかないうちに大量の食品添加物を口にしている可能性もあるということです。

食品添加物が１００パーセント悪いとは思いませんが、食べものは自分のからだをつくるものです。自分が何を食べているのか、少し意識してみてもいいかもしれません。

本格中華をお手軽に。ちょい飲みにも最適！

バーミヤン

ファミリーレストラン

Good Choice

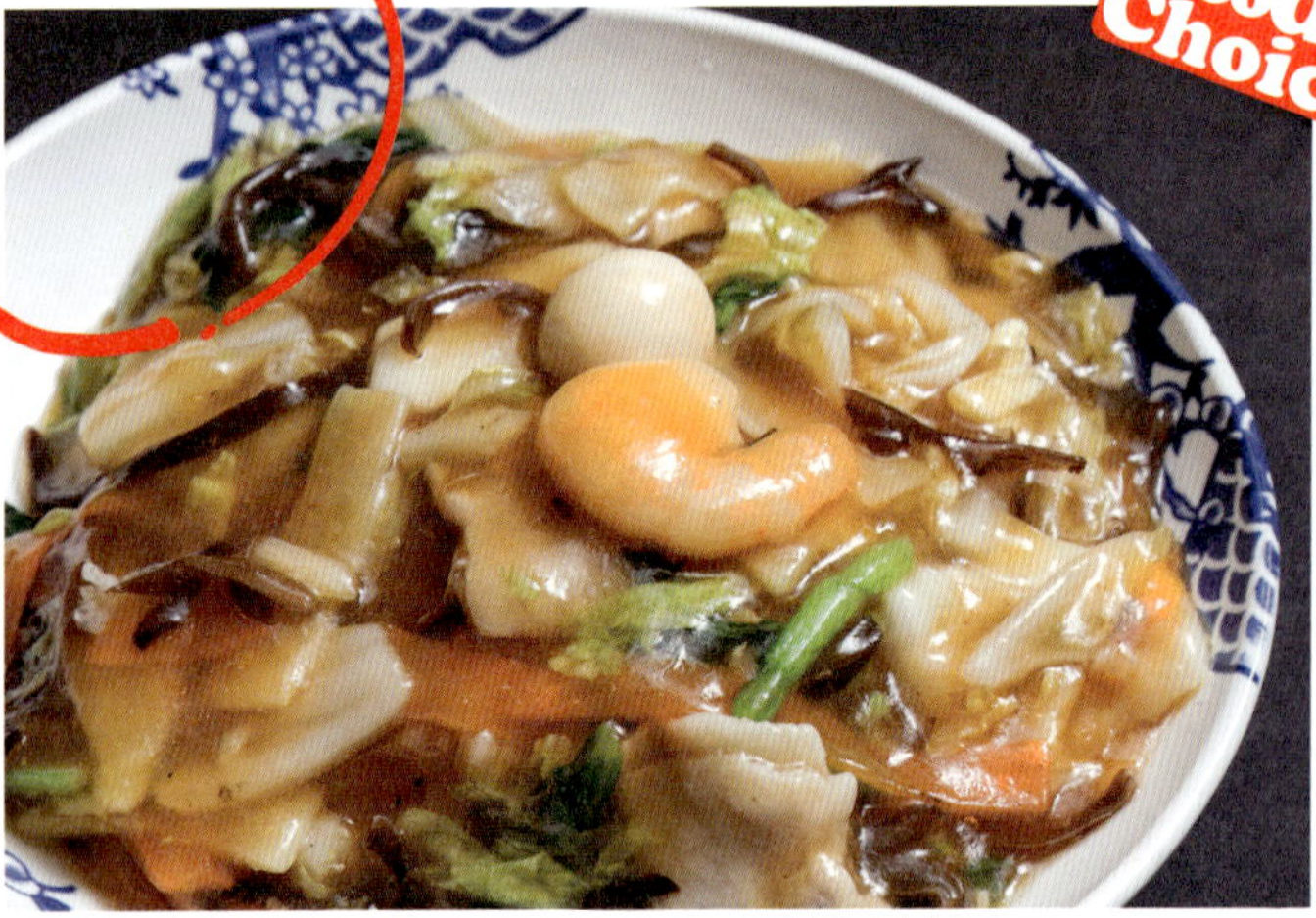

中華丼

具だくさんで栄養満点

カロリー：710kcal
食塩相当量：4.2g

ベースのごはんは、余分な油や塩分なし！

バーミヤンの特徴のひとつは、アルコールメニューが充実しているところ。さらに、ファミレスながら焼酎ボトルキープも可能です。お水や氷、お湯割は無料で作れるほか、“焼酎用ドリンクバイキング”を頼めば、中国茶割りやジュース割りまで自由自在！

お手頃価格で本格中華を楽しめるバーミヤン。ファミレスでは珍しい焼酎ボトルキープができるので、ちょい飲みにも最高。

店名：バーミヤン
種類：ファミリーレストラン
店舗数：全国 331 店舗
情報公開：WEB で栄養成分一部公開
調査方法：WEB

Bad Choice

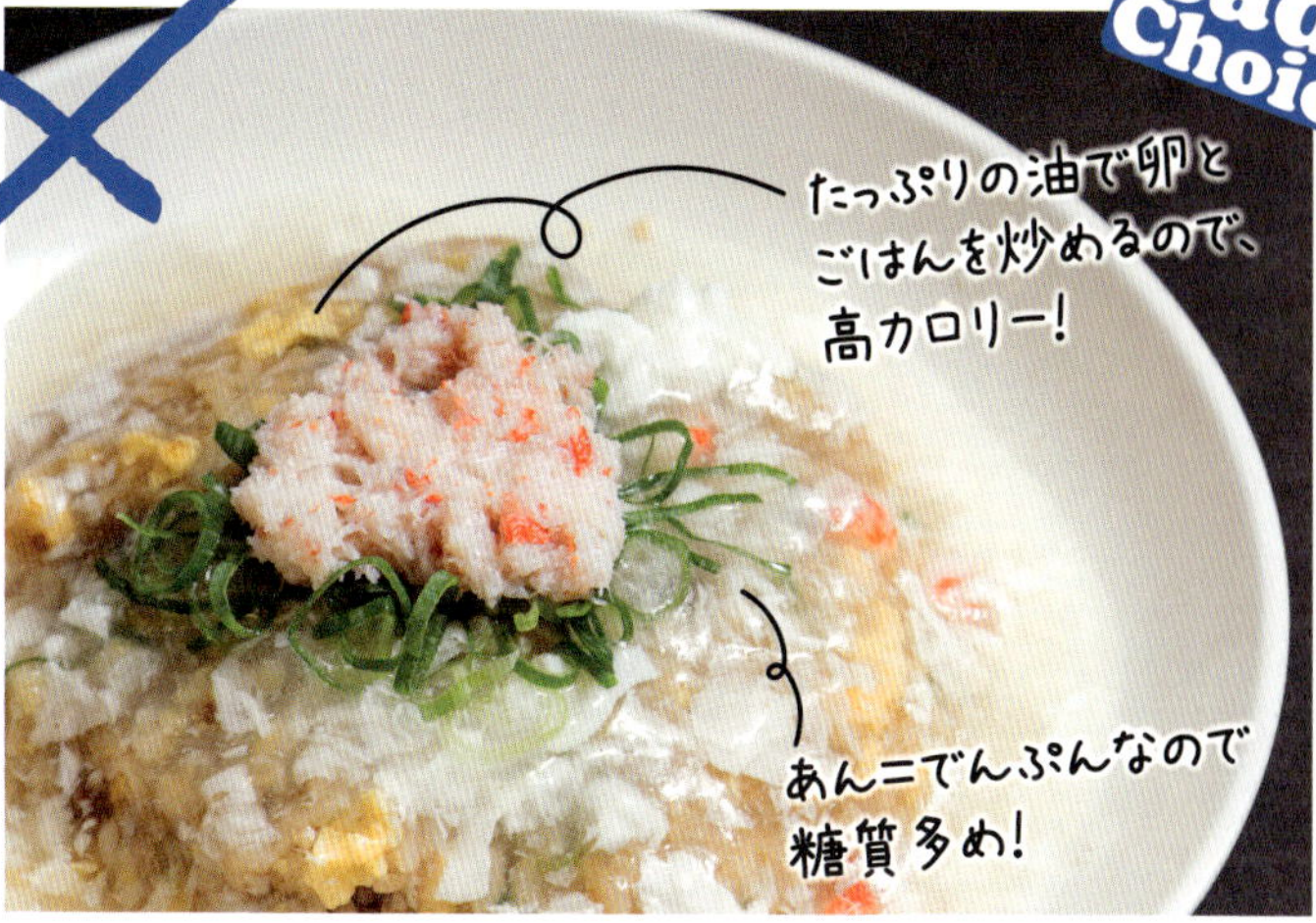
たっぷりの油で卵とごはんを炒めるので、高カロリー！
あんこでんぷんなので糖質多め！

蟹あんかけチャーハン

カロリー：934kcal
食塩相当量：7.1g

一日の摂取量を一気にオーバー！

ベースがチャーハンだと一気に高カロリー！

豆知識

バーミヤン飲みのススメ

メニュー選びのポイント

あんの下は「白いごはん」がマスト！ 油にまみれちゃおしまいです

中華といえば、あんかけごはん。女子でもペロリと食べられてしまう、とろとろのあんと、ごはんのハーモニーがたまりません。そこで、バーミヤンの二大あんかけごはんを比べてみました。

まず驚くのが、カロリーの差！ 〝蟹あんかけチャーハン〟は1000キロカロリーに届きそうなほどのヘビー級です。最大の理由として考えられるのは、あんの下のチャーハン。**たっぷりの油でたまごとごはんを炒めるため、カロリーがグッと引き上**がるのでしょう。また、**あんの原料であるでんぷんは糖質が多く、塩分も一日の推奨摂取量7グラムをオーバー**しています。

その点〝中華丼〟は**ふつうのごはんなので、余分な油や塩分はありません。**あんの糖質が多いことには変わりないのですが、きくらげや人参など食物繊維もとれて栄養バランスはＧＯＯＤ！ 主菜の油は仕方ないとしても、ごはんの油はできるだけ避けるのがダイエットの鉄則です。

ビューティーポイント
POINT

選べるメニューが多いのは、中華料理ならでは！

中華といえば、油たっぷりのイメージですが、実は**糖質が多いのも特徴**。甘辛い味付けには砂糖が、とろみのあるたれには片栗粉などのでんぷんが、餃子やシュウマイの皮には小麦粉が使われているからです。

脂質×糖質で、たんぱく質やビタミン、ミネラル不足は、最も太りやすい組み合わせ。ごはんを油で炒めたチャーハンはその典型とも言えます。だからといって中華料理を食べるのをあきらめる必要は一切なし！ **中華料理のいいところは、選択できるメニューの多さ**。調理法や食材に着目して、いくらでも工夫できます。

〈中華料理でおすすめのメニュー〉

◎炭水化物・脂質が少なめ：バンバンジー
鶏肉をゆでて調理するので、油少なめ。

◎食物繊維が豊富：きくらげの炒めもの、チンジャオロース、回鍋肉
多少油を使って炒めていても、きくらげやピーマン、キャベツから食物繊維がとれる。脂肪の吸収をおさえてくれるので、野菜類は先に食べるのがベスト。

本格中華をお手軽に。ちょい飲みにも最適！

バーミヤン

ファミリーレストラン

Bad Choice

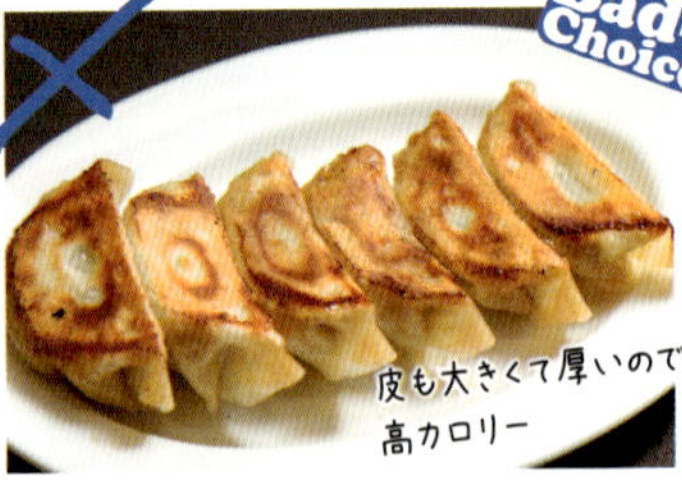

本格焼餃子（6個）

カロリー：508kcal（1個あたり約85kcal）
食塩相当量：1.8g

「焼き」は
油を使うので、
高脂質！

Good Choice

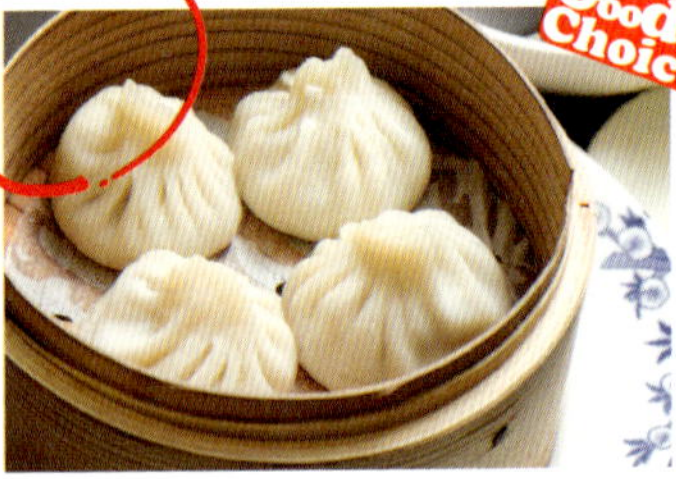

小籠包（4個）

カロリー：347kcal（1個あたり約87kcal）
食塩相当量：1.6g

「蒸し」は
油を使わないので、
脂質カット！

メニュー選びのポイント

「焼く」か「蒸す」かで、その差は歴然！

中華料理で欠かせない点心。餃子や小籠包の皮は小麦粉でできているため、どうしても糖質は多めです。

そんなときは、脂質ができるだけ少ないものを選ぶのが賢い選択！　**炒めるときに油を使う“本格焼餃子”よりも、蒸して火を通す“小籠包”の**ほうがおすすめ。**「焼く」か「蒸す」かで、脂質の量が大分違う**のです。糖質と脂質の組み合わせは脂肪になりやすいので、できる限りカットしたいところ。

ちなみにごはんといっしょに注文することが多い点心ですが、点心＋ごはん・麺類は炭水化物 on 炭水化物メニュー。一気にカロリーオーバーしてしまうので気をつけましょう。

FUTORANAI SENTAKU

CHAPTER
5

お弁当がつくれない日の味方！

お弁当・パン・コンビニ編

お弁当

できたてのあったかいお弁当で、ほっとひと息

ほっともっと

お弁当チェーン店で店舗数トップを誇るほっともっと。お手頃価格でつくりたての温かいお弁当が食べられるので、忙しい女子のミカタ！

店名：ほっともっと　店舗数：全国 2645 店舗　調査方法：WEB
種類：弁当　情報公開：WEB で栄養成分公開

Bad Choice

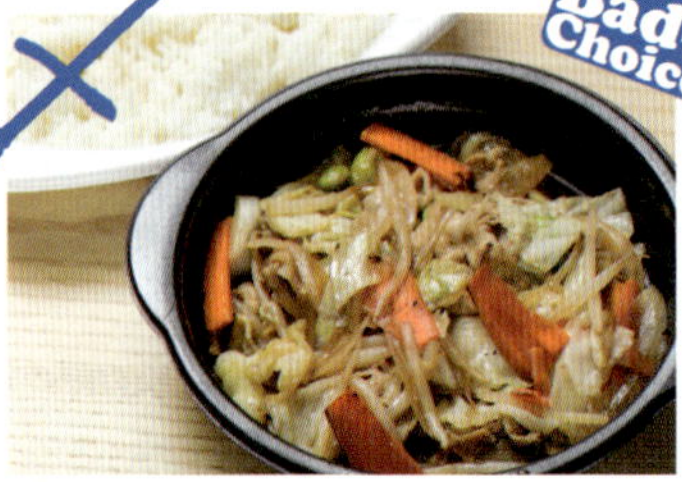

肉野菜炒め弁当

カロリー：705kcal　炭水化物：101.3g
たんぱく質：24.2g　食塩相当量：3.3g
脂質：22.5g

おかず1品は、バランスが偏りがち

Good Choice

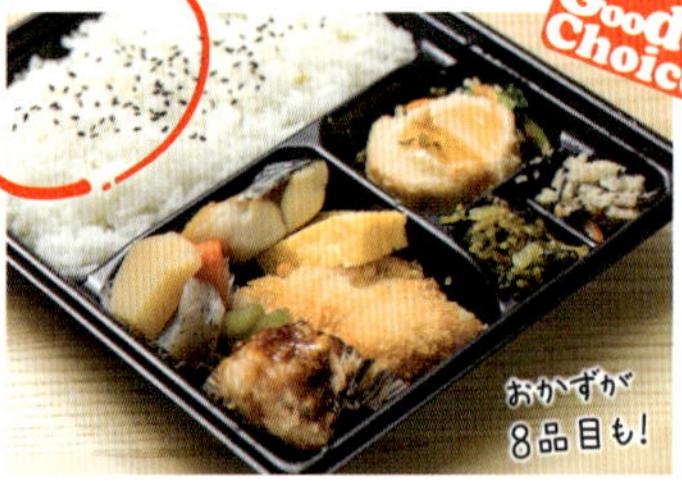

和風幕の内弁当

カロリー：694kcal　炭水化物：98.9g
たんぱく質：25.4g　食塩相当量：2.8g
脂質：21.8g

おかずが少量多品目で、満腹感あり

メニュー選びのポイント

「一点豪華主義」より、「少量多品目」で満腹感を！

おかずの少ないのり弁やから揚げがのったお弁当を選ぶのは良くないことは百も承知。では、健康そうなイメージのあるこのふたつなら、どちらを選ぶのが良いのでしょうか？

野菜と豚肉を特製だれで炒めた“肉野菜炒め弁当”は、野菜たっぷりでからだによさそう。でも**ダイエットに効果的なのは、**白米＋おかず一品の“肉野菜炒め弁当”より、**少量多品目の“和風幕の内弁当”**。エビ入り豆腐ハンバーグの野菜あんかけ、サバなど**8品目あるおかずを、少しずつ食べることで満腹感を得られます。**

お弁当からお惣菜まで、どれを選ぶか迷っちゃう！

オリジン弁当

お弁当

お弁当はもちろん、量り売りでお総菜やサラダなどもそろっているので、ちょっとした夕食のおかずにも困らない。もちろん店内ですべて手づくり！

店名：オリジン弁当　店舗数：全国 279 店舗　調査方法：WEB
種類：弁当　情報公開：WEB で栄養成分公開

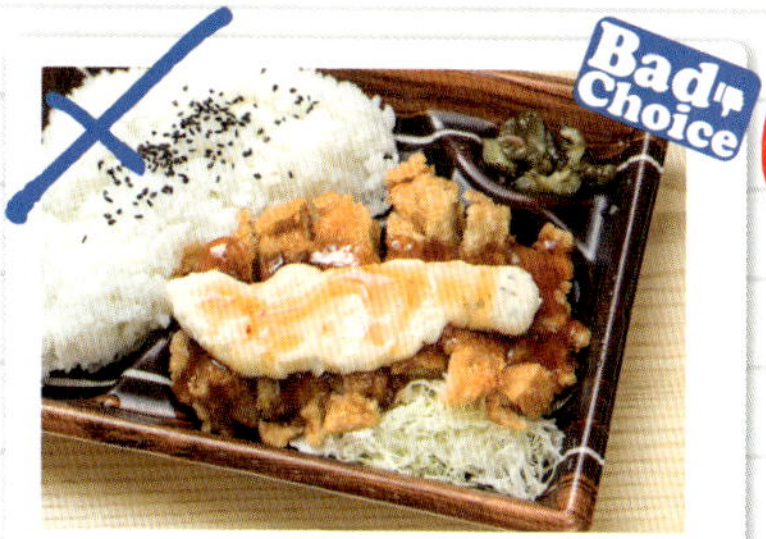

タルタルチキン南蛮弁当

カロリー：1043kcal　炭水化物：129.8g
たんぱく質：29.8g　食塩相当量：3.4g
脂質：41.6g

揚げもの×タルタルソースでカロリーオーバー！

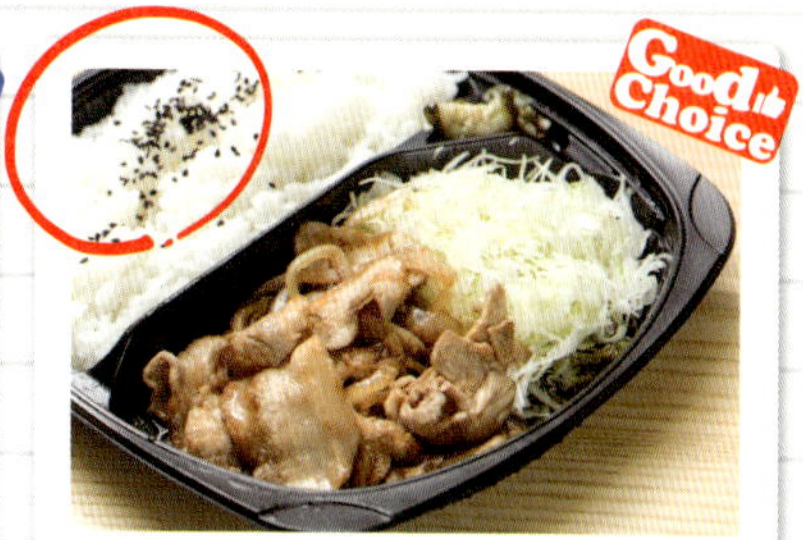

生姜焼き弁当（関東メニュー）

カロリー：881kcal　炭水化物：96.4g
たんぱく質：21.6g　食塩相当量：1.9g
脂質：42.1g

豚肉のビタミン B1 で、脂肪を燃焼！

メニュー選びのポイント

選ぶお肉を間違えなければガッツリ弁当も許される！

お肉をしっかり食べる日はあってもOK。でも、“タルタルチキン南蛮弁当”は、あまりおすすめできません。なぜなら、油で揚げた鶏 × タルタルソースで脂質アップ、甘酢たれで糖質もアップ。これではカロリーオーバーです！

一方で、“生姜焼き弁当” は、やせやすい体質づくりにぴったり。**豚肉に含まれるビタミンB1には、糖質を分解してエネルギーに変えてくれる役割が期待**できます。また、加熱した生姜には、血行を促してからだを温めてくれる作用も。一見がっつり飯ですが、女子にうれしい効果が詰まっています。

カフェスペースで、できたてパンを味わえる

ヴィ・ド・フランス

パン

フランス国旗のマークでおなじみ。日本のベーカリーチェーンで初めてカフェスペースを併設したことでも有名です。できたてをすぐ食べられるのもうれしい！

店名：ヴィ・ド・フランス　店舗数：全国 265 店舗　調査方法：WEB と問い合わせ
種類：パン　情報公開：WEB で栄養成分公開

Bad Choice

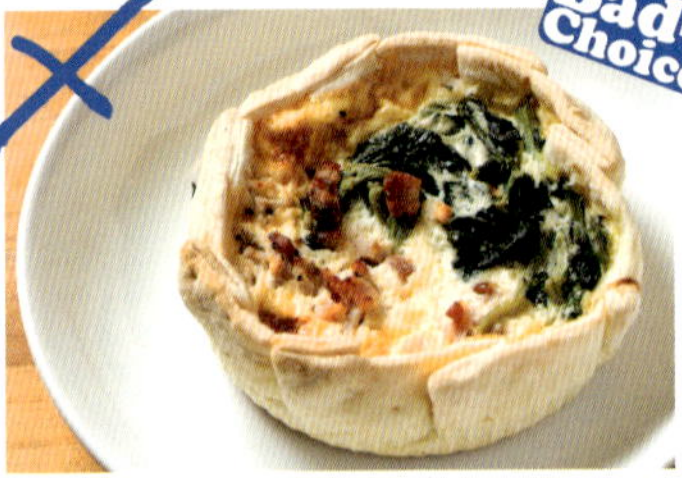

キッシュロレーヌ

カロリー：514kcal　炭水化物：43.9g
たんぱく質：14.8g
脂質：31.0g

ひとつでこの数値は高すぎ！

高カロリー！

キッシュ生地は高脂質！

Good Choice

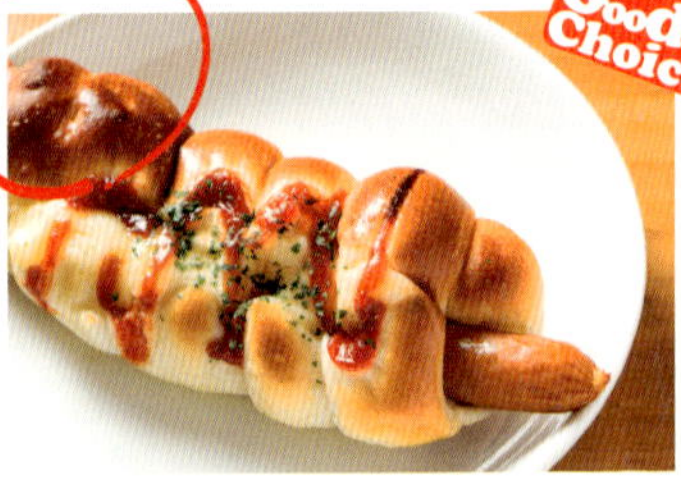

ウインナーロール

カロリー：295kcal　炭水化物：22.6g
たんぱく質：10.2g
脂質：18.2g

具が大きいと、満腹感もよし

メニュー選びのポイント

パッと見は草食系なキッシュ。でも、その正体はオオカミです。

ほうれん草・オニオン・ベーコンなどが入った“キッシュロレーヌ”は、ヘルシーなライトミールに見えますが、全商品のなかで最も高カロリー！

その理由は、サクサクした食感が魅力のパイ生地にあります。パイの原材料には、小麦粉のほか、脂質を多く含むマーガリンや卵などが使われているそうです。小麦粉だけなら炭水化物が増えるだけですが、**マーガリン&たまごで脂質アップ**。さらに高カロリーになってしまうのでしょう。

“ウインナーロール”は、高カロリーそうに見えて意外とそうでもありません。ウインナーを噛むことで満腹感もしっかり得られます。

いつも身近にある安心感&お手軽さが魅力

リトルマーメイド

パン

石釜で焼いたパンや、ヨーロッパの伝統お菓子など、こだわりのパンが魅力的。スーパーマーケットやエキナカで広く展開しており、気軽に立ち寄れる！

店名：リトルマーメイド　店舗数：全国 312 店舗　調査方法：WEB
種類：パン　情報公開：WEB で栄養成分公開

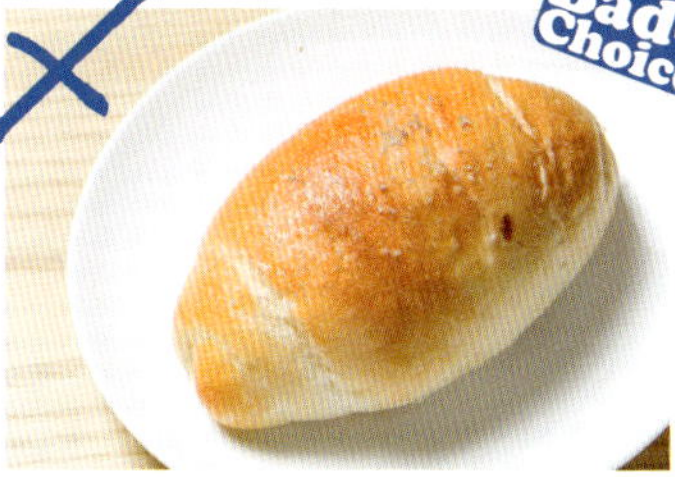

塩パン

カロリー：258kcal　炭水化物：34.1g
たんぱく質：5.9g　食塩相当量：1.3g
脂質：10.1g

くるみロールの
2倍

塩分高め！

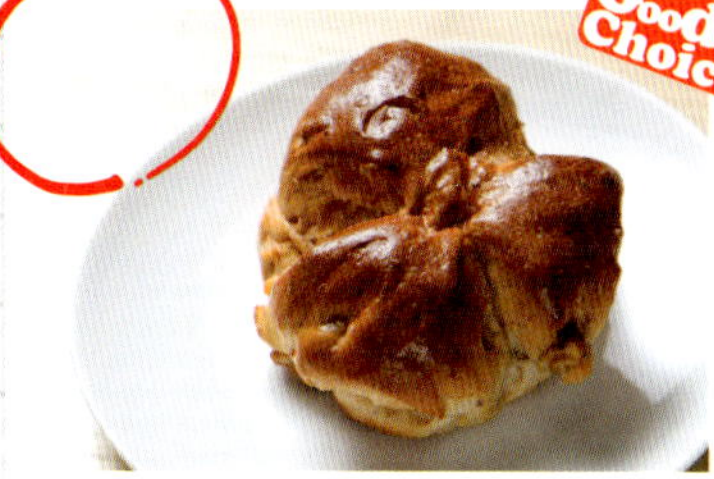

くるみロール

カロリー：247kcal　炭水化物：30.7g
たんぱく質：6.1g　食塩相当量：0.5g
脂質：11.2g

くるみには、
いい油が
たっぷり！

メニュー選びのポイント

**いい女は、
流行の「塩」よりも、美容の「くるみ」を選ぶ。**

「流行っているから♡」と、何も考えずに“塩パン”を選んでいませんか？

昨今ブームの“塩パン”ですが、得られるのは塩分ばかり。選ぶなら、しっかり栄養がとれる“くるみロール”のほうがずっといいのです。

くるみには血液をサラサラにする効果や生活習慣病予防などの働きがあるオメガ3脂肪酸が多く含まれています。そのほかにも食物繊維や、お肌のターンオーバーに欠かせないビタミン・ミネラルがたっぷり！ くるみは女子にうれしい栄養素の宝庫なのです。

ちょっぴり贅沢おやつが食べたい！

フレッシュベーカリー神戸屋

パン

エキナカなどでもよく見かける上品なパン屋さんと言えば、神戸屋。お惣菜系はもちろん、あまい菓子パンも大充実で、自分にプチご褒美したくなるはず！

店名：フレッシュベーカリー神戸屋　店舗数：全国57店舗
種類：パン　情報公開：WEBで栄養成分一部公開　調査方法：WEBと問い合わせ

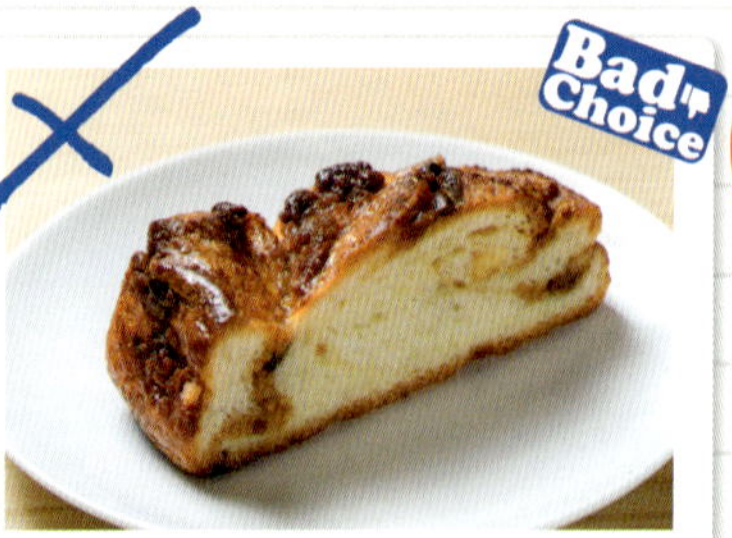

アーモンドペストリー

カロリー：343kcal

おやつにしては高カロリー！

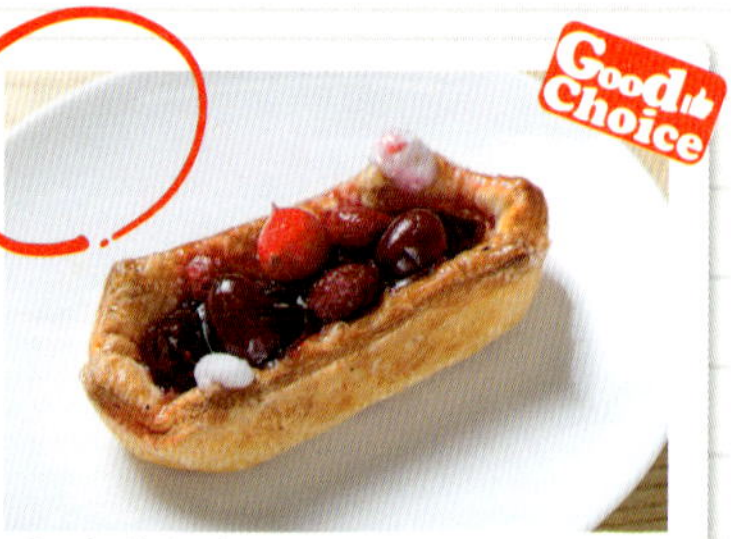

自家製ジャムのベリーデニッシュ

カロリー：204kcal

ベリー系ジャムには、抗酸化作用が！

メニュー選びのポイント

ベリー系ジャムは美の宝庫。選ばないなんてもったいない！

おやつにあま～いパンを食べたいときってありますよね。大人気の“アーモンドペストリー”は、外はパリッ、中はしっとりの魅惑の味わいですが、たっぷりのバターやキャラメルコーティングが高カロリーの原因に。

そこでおすすめしたいのが、“自家製ジャムのベリーデニッシュ”。デニッシュのわりにカロリー低めです。

さらに、ジャムの原料のいちごやクランベリーには、**抗酸化作用が期待できるアントシアニンが豊富に含まれています。**アントシアニンは第7の栄養素といわれるフィトケミカルの一種。煮込むと効率よく摂取できるため、ジャムはまさにぴったり！　ぜひ取り入れてみましょう。

創業 100 年以上の歴史には、妥協しないこだわりが！

DONQ/Mini One

パン

創業 111 年の歴史を持ち、日本で初めて本格的なフランスパンの製造と販売を開始したことでも有名。併設されている場合が多い Mini One は、ミニクロワッサンの量り売りが人気！

店名	種類	店舗数	情報公開	調査方法
ドンク	パン	全国 127 店舗／海外 14 店舗	WEB で栄養成分公開	WEB
Mini One	パン	全国 135 店舗／海外 15 店舗	WEB で栄養成分公開	WEB

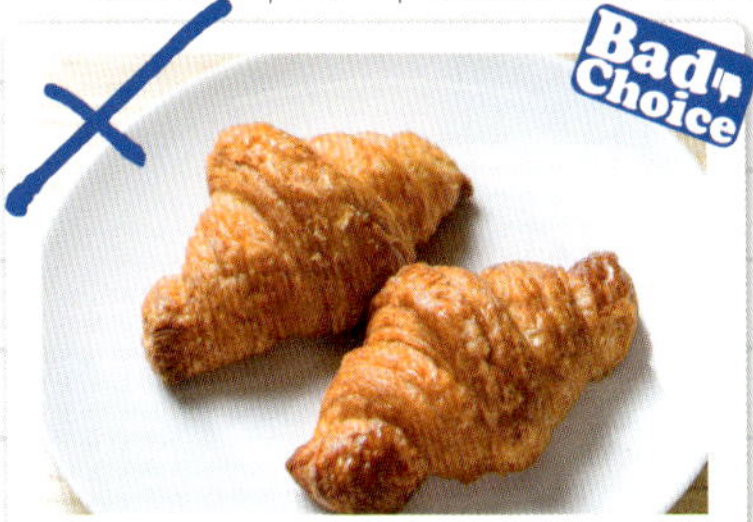

ミニクロワッサン

（一個約 20g あたり）

カロリー：83kcal　炭水化物：2.0g
たんぱく質：1.2g
脂質：4.3g

コーンパンの約 2 倍！

小さくても、脂質はたっぷり！

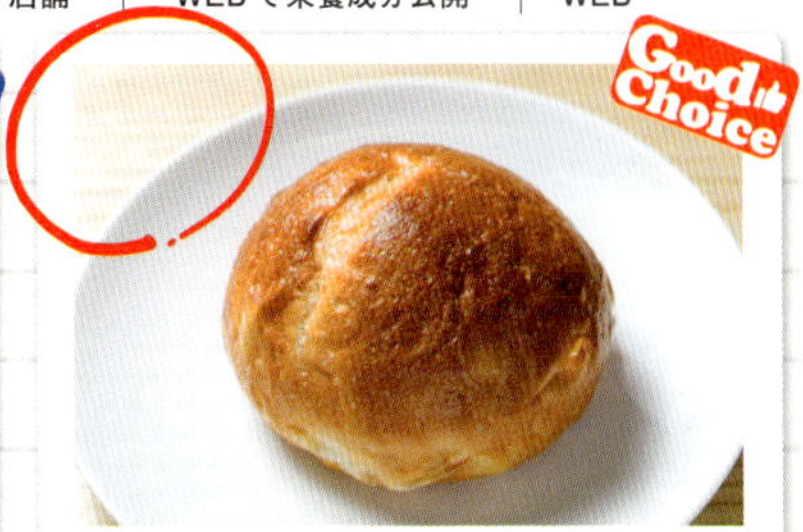

コーンパン小

（一個約 56g あたり）

カロリー：139kcal　炭水化物：25.5g
たんぱく質：4.6g
脂質：2.0g

脂質少なめ！噛みごたえあり！

メニュー選びのポイント

キュートなルックスの陰には、見えない脂質がた～っぷり

DONQ（ドンク）に隣接することの多い Mini One で量り売りで大人気の“ミニクロワッサン”。可愛いミニサイズに油断してしまう人が多いですが、実はクロワッサンには油がたっぷりで高脂質。一個あたりのカロリーが小さくても、結局たくさん食べてしまっては本末転倒！

DONQ の人気商品の“コーンパン”の小サイズなら、**脂質はなんとミニクロワッサン一個の約半分**。しっかりした生地で、噛む回数も自然と多くなるため、一個で十分。可愛いあの子が見かけと中身が違うことがあるように、名前にミニとついているからといって、必ずしもイメージ通りとは限らないのです。

何でもそろう便利さで右に出るものなし！

セブン - イレブン（麺類）

「近くて便利」でおなじみのセブン - イレブン。充実のラインナップで、忙しい毎日を支えてくれる心づよ～い味方！　プライベードブランド「セブンプレミアム」も豊富な品揃えです。

Bad Choice

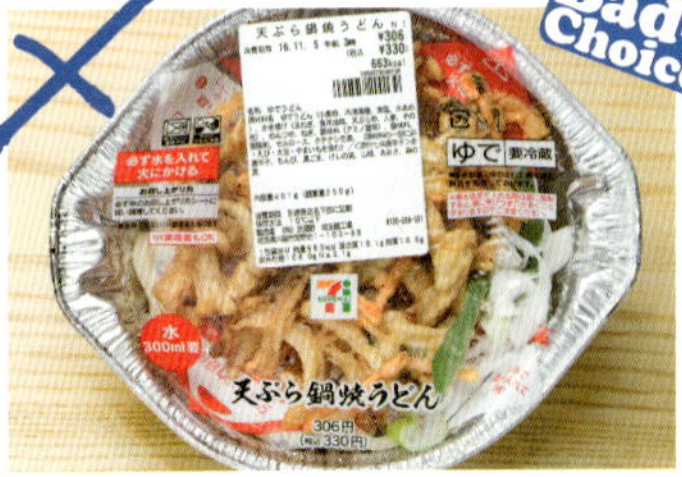

天ぷら鍋焼うどん

カロリー：663kcal　炭水化物：106.0g
たんぱく質：18.1g
脂質：18.5g

脂質と糖質のダブルパンチ！

Good Choice

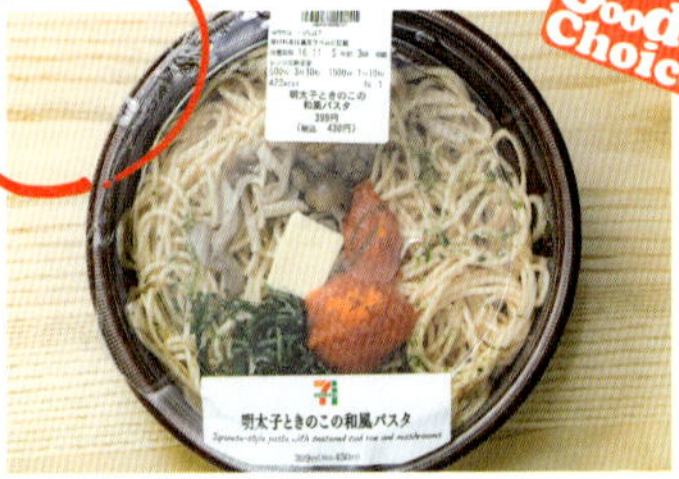

明太子ときのこの和風パスタ

カロリー：422kcal　炭水化物：66.3g
たんぱく質：19.7g
脂質：8.7g

※2016年11月現在のメニューです。現在販売を終了しています。

シンプルな具材で、カロリー控えめ！

メニュー選びのポイント

血糖値をドンドン上げるのはパスタじゃなくて、うどん！

「太りやすいから」とパスタを諦めて、何となくヘルシーそうなうどんを選んでいませんか？

確かにパスタは高カロリーになりがちですが、食後の血糖値の上がりやすさを示すＧＩ値の一般的な数値は、うどん 85 に対してパスタ 65。低ＧＩ値の食品は 60 以下とされていますから、**同じ麺でもパスタはやや低めでうどんと比べると太りにくい**ともいえます。

パスタの種類にもよりますが、クリーム系ではない具材のシンプルなパスタであれば、カロリーも許容範囲内です。天ぷらうどんは、脂質と糖質のダブルパンチなので NG！

コンビニエンスストア

セブン - イレブン（スイーツ）

店名：セブン - イレブン
種類：コンビニエンスストア
店舗数：全国 19166 店舗／海外 41650 店舗
情報公開：WEB で栄養成分一部公開
調査方法：商品の表示

Bad Choice

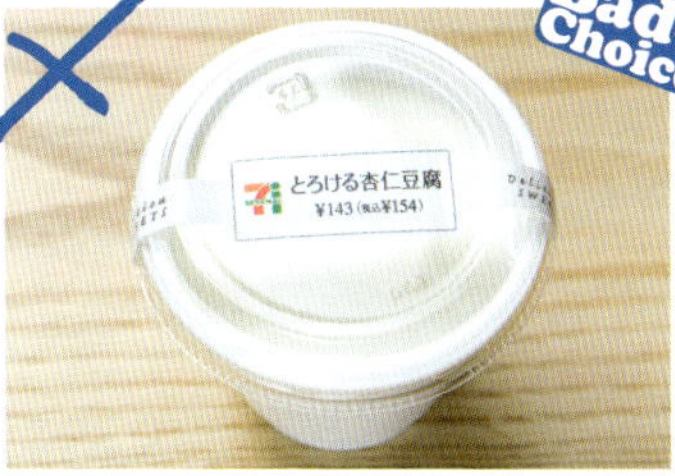

とろける杏仁豆腐

カロリー：146kcal　炭水化物：19.0g
たんぱく質：3.2g　（PFC 比　脂質 38.8%）
脂質：6.3g

思っているより、脂質は多め！

Good Choice

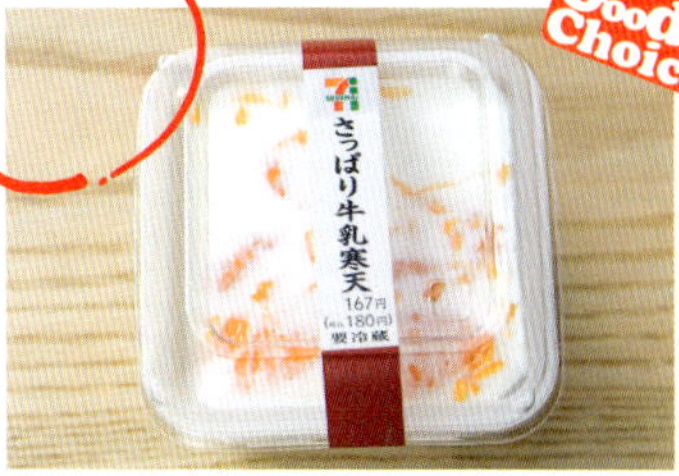

さっぱり牛乳寒天

カロリー：153kcal　炭水化物：26.6g
たんぱく質：3.2g　（PFC 比　脂質 21.2%）
脂質：3.6g

※2016年11月現在のメニューです。現在販売を終了しています。

低脂質で優秀スイーツ！

メニュー選びのポイント

太る女子は、好物を選ぶ。賢い女子は、脂質量で選ぶ

季節ごとに新商品を楽しめるコンビニスイーツ。「期間限定だし♡」とついつい手を伸ばしてしまう女子も多いのでは？　**スイーツを選ぶときに見て欲しいのは脂質。乳製品や卵を使用することが多いため、脂質が多くなりがちなのです。**あえてヘルシーそうなふたつで比較してみました。

カロリーだけを見ると大差がないので、脂質が全体の何%を占めるかを表すＰＦＣ比を計算したところ、“とろける杏仁豆腐”は 38.8% に対して、“さっぱり牛乳寒天”は 21.2% という結果に。脂質の割合の理想は 25% 以下なので、“さっぱり牛乳寒天”はとても優秀！　もし迷ったら、こちらがおすすめです。

※PFC 比…三大栄養素であるたんぱく質、脂質、炭水化物のそれぞれのエネルギー量が、食品および食事全体のエネルギー量に対して、何%にあたるかを示したもの。献立で見た場合、たんぱく質 15%、脂質 25% 以下、炭水化物 60% が理想と言われています。

コンビニエンスストア

セブン-イレブン（ホットスナック）

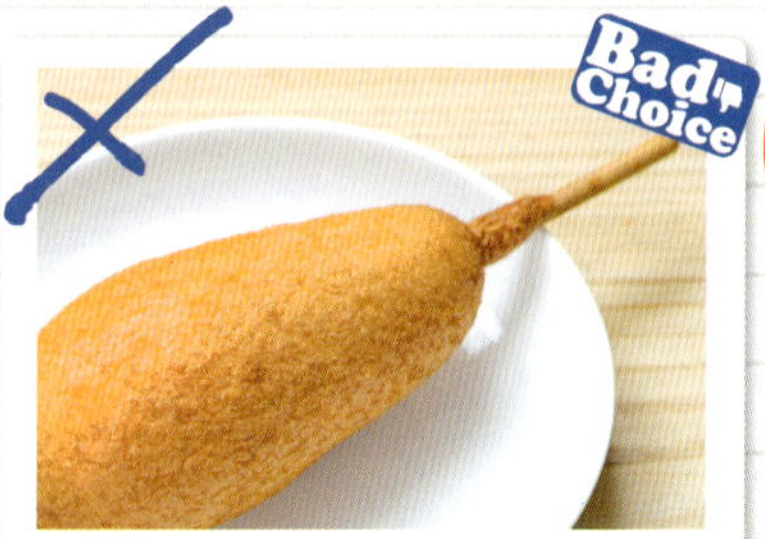

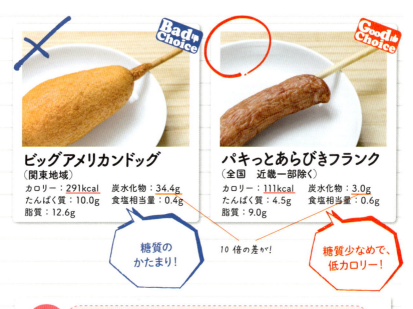

ビッグアメリカンドッグ
（関東地域）

カロリー：291kcal　炭水化物：34.4g
たんぱく質：10.0g　食塩相当量：0.4g
脂質：12.6g

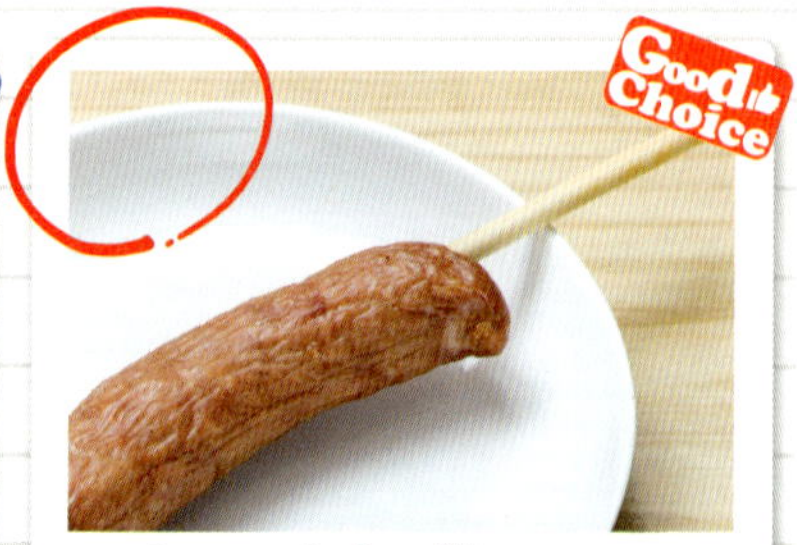

パキっとあらびきフランク
（全国　近畿一部除く）

カロリー：111kcal　炭水化物：3.0g
たんぱく質：4.5g　食塩相当量：0.6g
脂質：9.0g

糖質のかたまり！

10倍の差が！

糖質少なめで、低カロリー！

メニュー選びのポイント

厚着をしたウインナーは余分なものをたくさん着込んでいます。

ふっくら生地がおいしくて、ついつい手が伸びてしまう“ビッグアメリカンドッグ”。しかし、“パキっとあらびきフランク”と比べると、差は一目瞭然。カロリーは約 2.5 倍、**糖質はなんと約10倍**です！　これは**生地の小麦粉が揚げ油をたっぷり吸い込んでいるのが原因**です。ホットスナックといえば揚げもの＝油というイメージですが、そこに**糖質も加わっているということを忘れずに。**糖質と脂質の組み合わせは太りやすいので、できる限り避けたいところ。

その点、“パキっとあらびきフランク”は超優秀。糖質はたったの３グラムで、ちょっと小腹がすいたときにもぴったりです。

外食コラム
COLUMN

使われているのに書かれていない!? 原材料表示の落とし穴

スーパーマーケットやコンビニエンスストアに並んでいる加工食品のパッケージには、原材料が記載されています。自分の口に入れる食べものがどのようなものでつくられているか、多かれ少なかれ気になるもの。買う前にざっとチェックするという人もいるかもしれませんね。

この部分は**「一括表示」**と呼ばれていますが、実は**すべての原材料が記載されているわけではない**のです。

原材料の並び方には一定のルールがあります。**まずは食品添加物以外の食品が重量割合の多い順に並び**、続いて**食品添加物が同じように重量割合の多い順に並んでいます**。

ここまではシンプルですが、ちょっと複雑なのが食品添加物の書き方。化学物質の名前を表示するのが原則なのですが、**「調味料（アミノ酸等）」**のような**使用目的をあらわす一括名**や、**「ビタミンC」のような簡略名で記載することも認められています**。

つまり、わたしたち消費者にもわかりやすい表示になっている一方で、**明記されていない食品添加物が入っているケースもある**ということ。

特例ルールはほかにもあります。たとえば、コンビニエンスストアのサラダの殺菌に使われる次亜塩素酸ナトリウムは**「加工助剤」**と呼ばれ、**製品そのものには残らないという理由で表示義務がありません。**

おせんべいに塗る醤油に添加されているアミノ酸は**「キャリーオーバー」**と呼ばれ、**おせんべい自体の製造過程に使われているわけではないので、これも表示義務はありません。**

このように、日本の一括表示は、意外と抜け穴が多いのです！　日本よりもルールの厳しい韓国で日本の商品を販売すると、同じ商品とは思えないほど食品添加物の表示数が増えることも。

表示から抜け落ちた食品添加物を知らないうちに口にしているかもしれないと考えると、ちょっと心配ですよね。商品を買う際には、すべての原材料が記載されているわけではないということを覚えておきましょう。

おまけ

コンビニダイエットの強い味方

サラダチキンを比較してみた

低カロリー・高たんぱく質で、忙しいときにも手軽に食べられるのがうれしいサラダチキン。大体どのコンビニでも扱っているので、ダイエットのおともという女子も多いのでは？　一見どれも同じに見えるサラダチキン。何か違いはあるのでしょうか？

セブン-イレブン

コンビニエンスストア

Good Choice

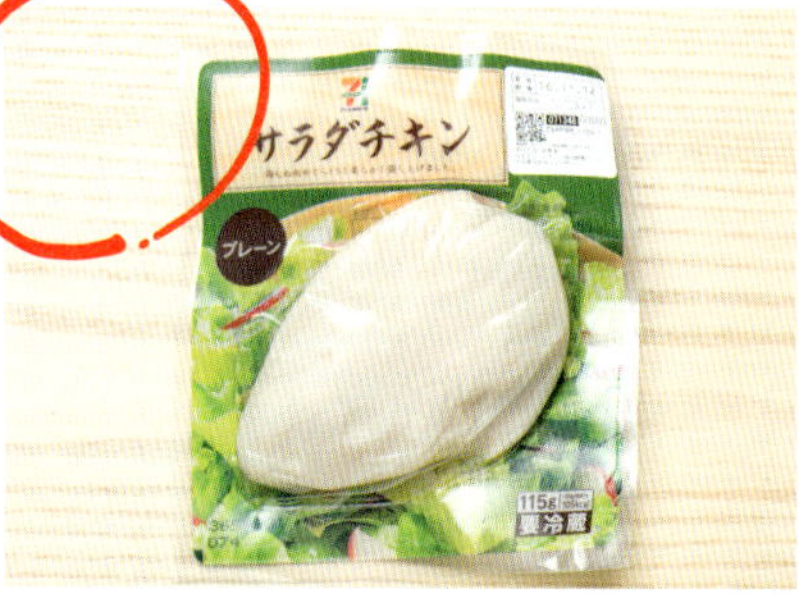

サラダチキン（115g）

カロリー：121kcal　炭水化物：0.4g
たんぱく質：27.6g　食塩相当量：1.4g
脂質：1.0g
（※表示が100gあたりのため115gに換算）

原材料：鶏むね肉・食塩・醸造酢・香辛料・チキンパウダー・卵白粉・脱脂粉乳・小麦粉・砂糖・粉末しょうゆ、酵母エキス・マルトデキストリン・加工でん粉・ポリリン酸Na・調味料（アミノ酸）・pH 調整剤・グリシン・香料　内容量：115g
原産国：タイ

ローソン

コンビニエンスストア

Good Choice

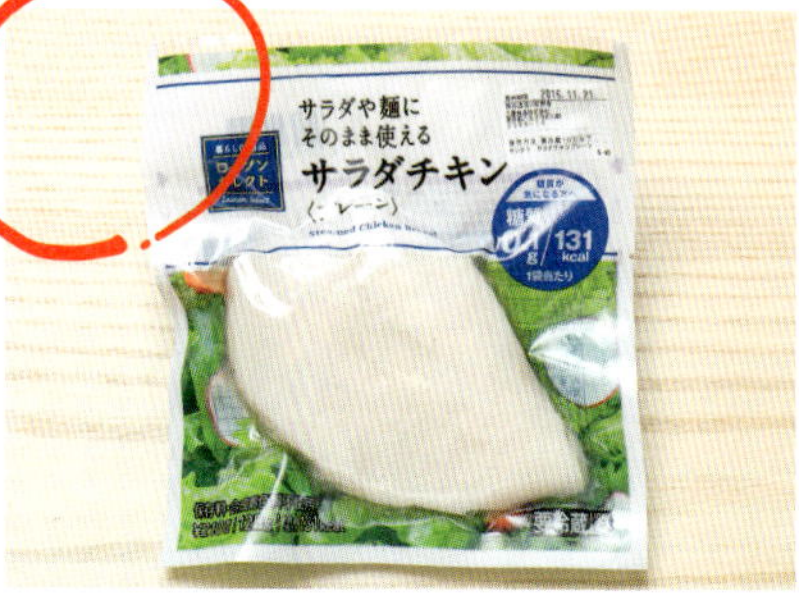

サラダチキン（125g）

カロリー：131kcal　炭水化物：0.2g
たんぱく質：28.0g　食塩相当量：1.9g
脂質：2.0g

原材料：鶏むね肉・植物油脂・食塩・砂糖・チキンエキス・卵白粉末・香辛料・加工デンプン・リン酸塩（Na）・調味料（アミノ酸）・酢酸Na、乳化剤　内容量：125g
原産国：タイ

ファミリーマート

コンビニエンスストア

Bad Choice

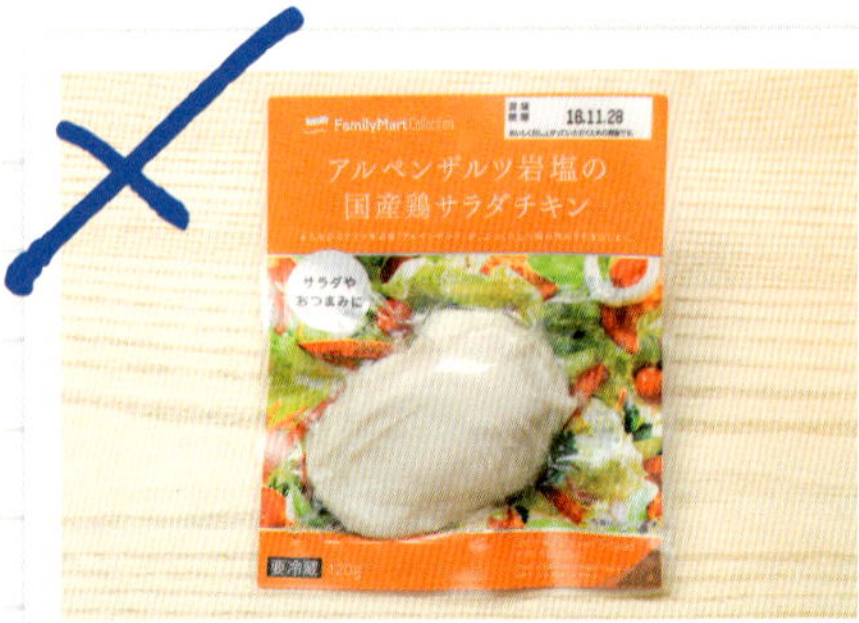

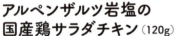

アルペンザルツ岩塩の国産鶏サラダチキン（120g）

カロリー：198kcal　炭水化物：0.8g
たんぱく質：27.4g　食塩相当量：2.2g
脂質：9.5g

原材料：鶏むね肉・大豆油・食塩・還元水あめ・でん粉・発酵調味料・醸造酢・チキンエキス調味料・香辛料・デキストリン・たん白加水分解物・脱脂粉乳・乾燥卵白・増粘剤（加工でん粉、増粘多糖類）・調味料（アミノ酸等）・pH 調整剤・リン酸塩（Na）・グリシン・酸化防止剤（ビタミン C）・卵白リゾチーム・ターメリック色素　内容量：120g

メニュー選びのポイント

人間いろいろ、サラダチキンもいろいろ

　チキンの重量はどれもほぼ同じですが、脂質量にご注目を。ファミリーマートの“アルペンザルツ岩塩の国産鶏サラダチキン”は、他のふたつと比べると、9.5 グラムと高くなっています。原材料で二番目に記載されている「大豆油」の占める割合が多いのでしょう。

　国産鶏が使われている点はとても魅力的なのですが、ダイエット中に食べるのであればあまりおすすめはできません。**選ぶなら、脂質控えめなセブンイレブンかローソンがベター。**一見同じような商品でもメーカーごとに違いがあるものなので、注意して見てみるとおもしろいですよ！

FUTORANAI SENTAKU

CHAPTER 6

女子だって好き！

がっつりごはん編

サクサク、ジューシーで、おなかも心も大満足!

とんかつ和幸

とんかつ

Good Choice

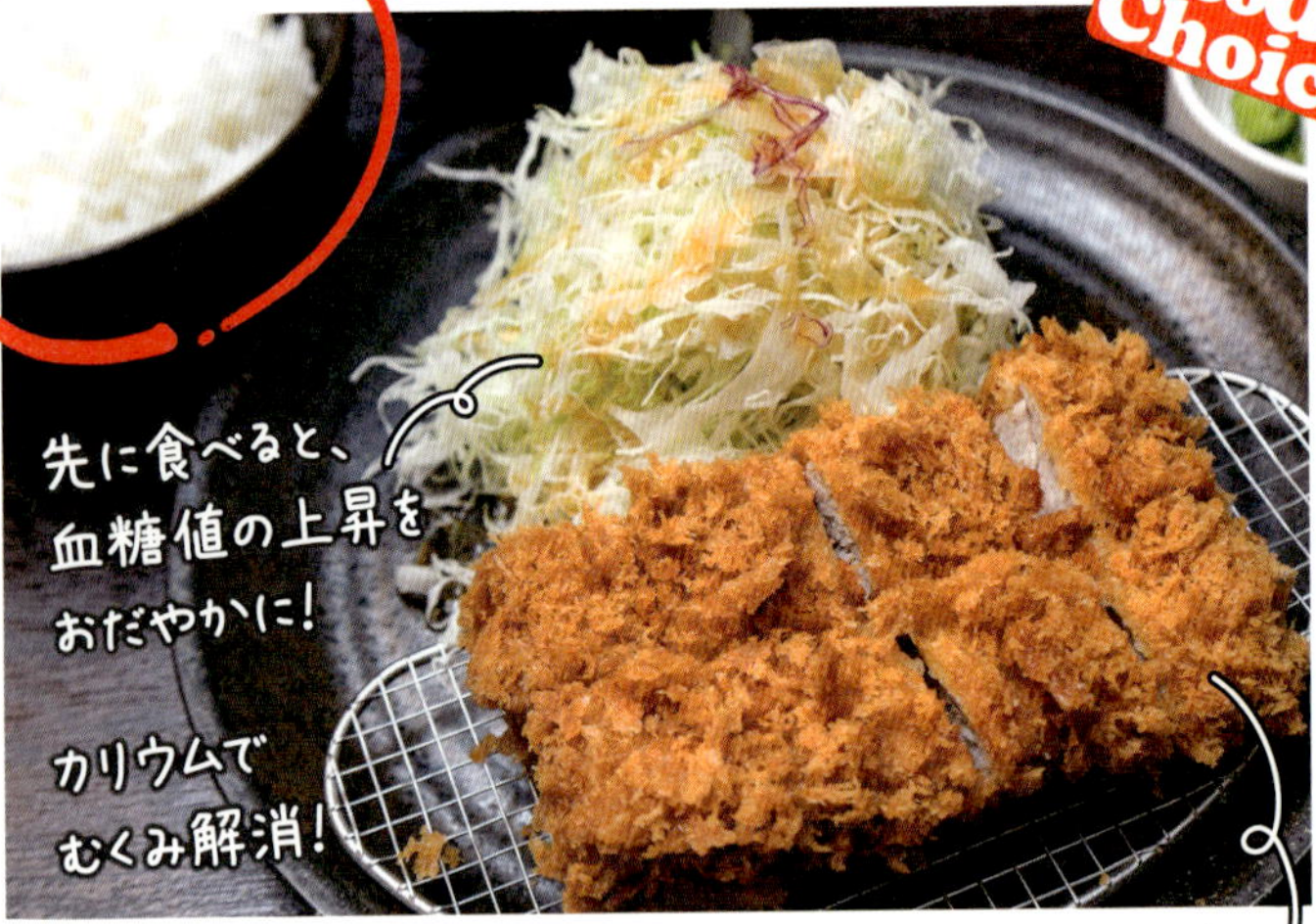
先に食べると、血糖値の上昇をおだやかに!
カリウムでむくみ解消!

ひれかつ御飯

カロリー：1092kcal

ビタミンB1、ビタミンB2で美肌に!

女子にうれしい美容効果が！

とんかつ屋さんには、どこでも「ごはん・キャベツ・お味噌汁のお替わり自由」というイメージがありませんか？　実は、このサービスを最初に始めたのが和幸。お味噌汁は、タウリン豊富なしじみ汁なので、疲れた肝臓をやさしく癒してくれます。

半世紀以上続く、日本最大のとんかつチェーン。サクサクのとんかつがやみつきです。ごはん、お味噌汁、キャベツがおかわり自由で大満足！

店名：とんかつ和幸　　情報公開：なし
種類：とんかつ　　調査方法：問い合わせ
店舗数：全国 155 店舗（売店を除く）／海外 8 店舗（※2016 年 1 月時点）

Bad Choice

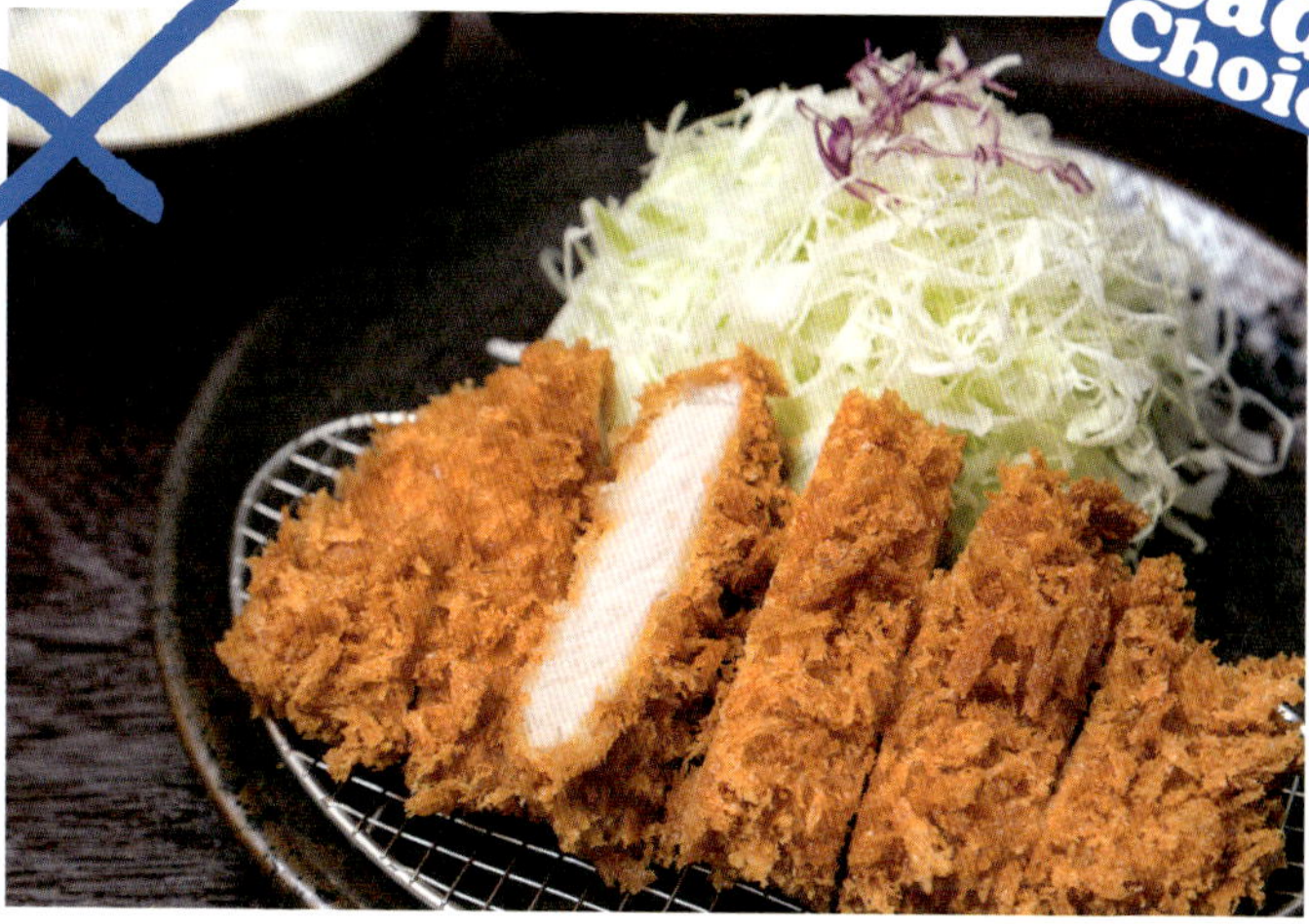

ロースかつ御飯

カロリー：1057kcal

ダイエット中は
ちょっとヘビー

豆知識 とんかつ屋の常識は、ここから始まった

メニュー選びのポイント

がっつりロースorさっぱりヒレ、女子にやさしいのはどっち？

つい、ジューシーなロースに浮気しそうなあなたも、ヒレの良さに気づけば夢中になるはず！　実は、ヒレはただカロリーが低いだけでなく、女子にやさしい栄養素がたくさん含まれたお肉なのです。

たとえば**ビタミンB1・B2は、皮膚や粘膜を健やかに保って肌トラブルを解消してくれる栄養素**。ヒレ肉に含まれるビタミンB1はロース肉の1・5倍、ビタミンB2は1・68倍にものぼります。

ほかにも、貧血に効果のある鉄、筋肉や神経の機能を正常に保つリン、むくみを解消するカリウムなど、どれもうれしい栄養素ばかり。

オーダーしたら、まずいただくのはキャベツから。最初に野菜を食べる「ベジタブルファースト」は、血糖値の上昇がゆるやかになり、太りにくくなる食べ方といわれています。

おうちで料理するには少し高価なヒレ。外食のときこそ、迷わず選びましょう！

ビューティーポイント
POINT

とんかつとキャベツは、離れられない関係

とんかつに必ずといっていいほど添えられているせん切りキャベツ。実はこのふたつは、科学的にも理にかなったこの上ない組み合わせです。

キャベツには、胃や腸を健康に保ってくれる**ビタミンU**という成分が含まれていて、**揚げものと一緒に食べると胃の負担がぐっと減る**といわれています。ちょっと聞き慣れないビタミンUですが、キャベツのしぼり汁から発見された成分で、別名「キャベジン」とも呼ばれています。同じ名前の胃腸薬があるので、ピンときた人も多いのでは？

キャベツにはほかにも、ビタミンCやビタミンK、葉酸、カリウム、食物繊維など、さまざまな栄養素が含まれています。

ダイエット中には敬遠しがちなとんかつですが、キャベツを味方につければダメージも少なくてすむというわけです。和幸のせん切りキャベツはおかわり自由ですから、たくさん食べてくださいね。

お財布にもおなかにもやさしい讃岐うどん

はなまるうどん

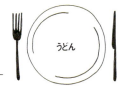

うどん

Good Choice

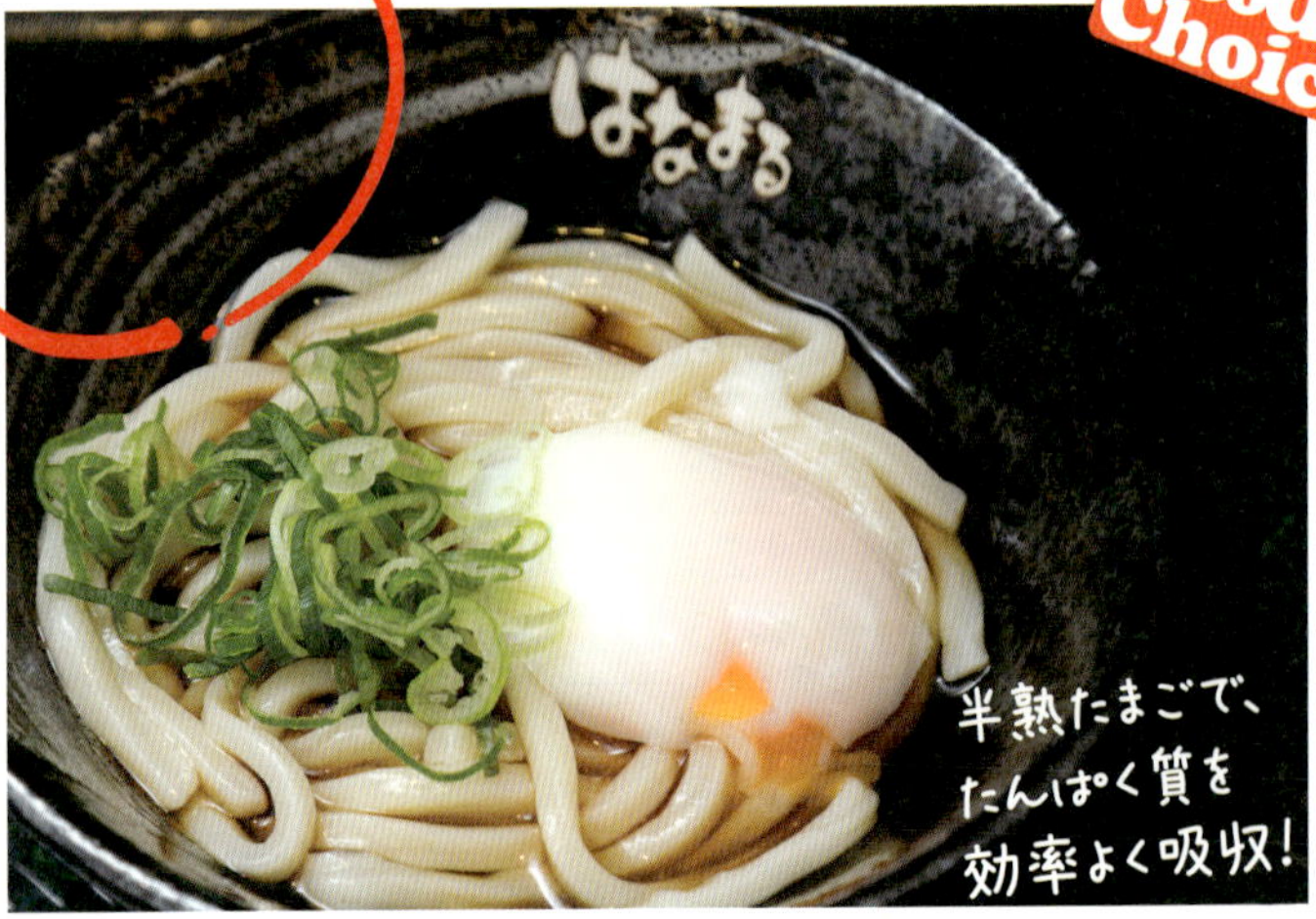
はなまる
半熟たまごで、
たんぱく質を
効率よく吸収!

温玉ぶっかけ（中）

カロリー：621kcal　炭水化物：117.7g
たんぱく質：19.2g　食塩相当量：4.7g
脂質：7.9g

たまごプラスで、
たんぱく質を
チャージ！

はなまるうどんのサイズは、小（1玉）、中（2玉）、大（3玉）の3種類。しっかり食べたいけど、大を頼むのは恥ずかしいという女性の意見から「中」が登場したそうで、一般的な量よりちょっと多め。軽く食べたいときは、小でも十分満腹感は得られるはず！

お手頃価格で食べられる讃岐うどんといえば、ここ。セルフ式のスタイルなので、トッピングを悩みながら選ぶのも楽しい！

店名：はなまるうどん
種類：うどん
店舗数：全国 358 店舗／海外 11 店舗（※2016 年 2 月時点）
情報公開：WEB で栄養成分公開
調査方法：WEB

Bad Choice

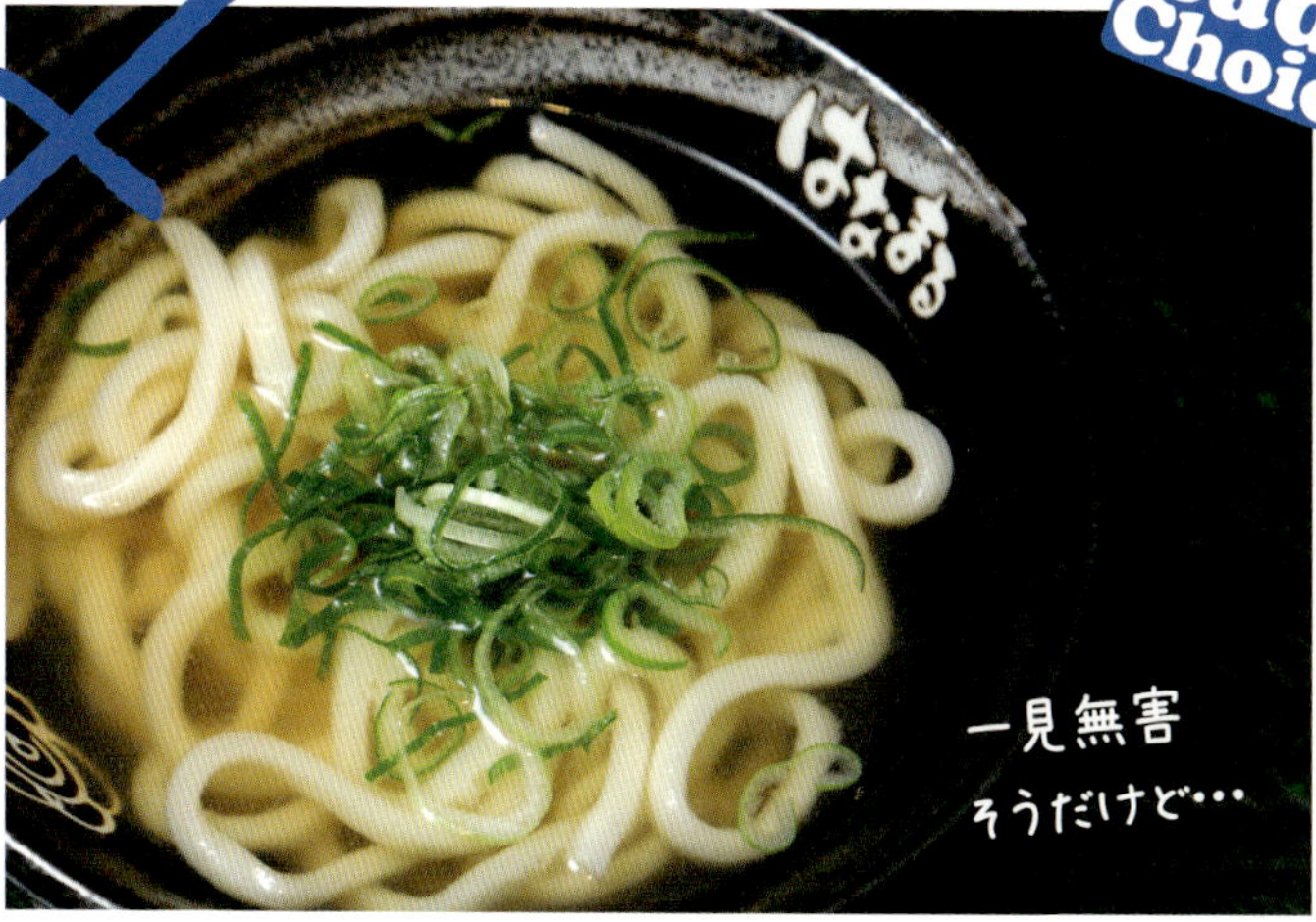

ぶっかけ（中）

カロリー：548kcal
たんぱく質：12.7g
脂質：1.4g
炭水化物：121.1g
食塩相当量：4.8g

ほとんど糖質なので血糖値が上がりやすい！

豆知識

はなまるうどんの中サイズは、女子の大盛り？

メニュー選びのポイント

実は逆効果？「シンプルなうどんほど太る」という恐怖の法則

トッピングのないシンプルなぶっかけうどん。カロリー低めで腹もちもいいからと、これだけですませてしまうことはありませんか？

ハッキリいいます。麺だけのうどんは、ダイエット食どころかデブ飯！ うどんの栄養素は炭水化物がメイン、つまりほぼ糖質です。ただでさえうどんは食後の血糖値が上がりやすい食品なので、**たんぱく質や脂質を一緒にとらなければ、血糖値は恐怖の急上昇！** 肥満のもとになってしまうのです。良かれと思って**うどんの麺だけ食べるのは、ヘルシーに見えて実は逆効果**なのです。

では、トッピングは何がベスト？ 答えは、さまざまな栄養素が一度にとれるたまご。とくに、熱を入れた半熟のたまごは、たんぱく質を効率よく吸収できるので、〝温玉ぶっかけ〟はうってつけのメニューです。濃厚なたまごが絡んだうどんで、おなかもカラダも大満足！

ビューティーポイント
POINT

自分のからだと相談しながら賢く選ぶ！
うどんトッピングのススメ

たまごのほかにも、さまざまなトッピングが楽しめるはなまるうどん。自分の状況に応じて、賢く選んでみましょう。

◎コレステロールが気になる：わかめ
◎胃腸の調子が悪い：大根おろし
◎ビタミン不足：季節のかき揚げ、かぼちゃ天、さつまいも天
◎たんぱく質不足：えび天、いか天、ちくわ天

基本、天ぷらは揚げものなので積極的におすすめはできませんが、麺だけ食べるよりはマシ。足りない栄養素を補うことができます。

ただし、気をつけたいのは無料の天かす。ついササッと入れたくなりますが、大さじ3杯で約100キロカロリー！　油のかたまりを追加するようなものなので、うっかり手を伸ばさないようにしましょう。

牛丼だけで何種類も！ あれもこれも食べたくなる
すき家

牛丼チェーン店舗数一位を誇るすき家。カレーやほかの丼もののバリエーションも豊富で、あれもこれもと悩みそう。リーズナブルで、女子にも入りやすい雰囲気が GOOD！

店名：すき家　店舗数：全国 1967 店舗　調査方法：WEB
種類：牛丼　情報公開：WEB で栄養成分公開

Bad Choice

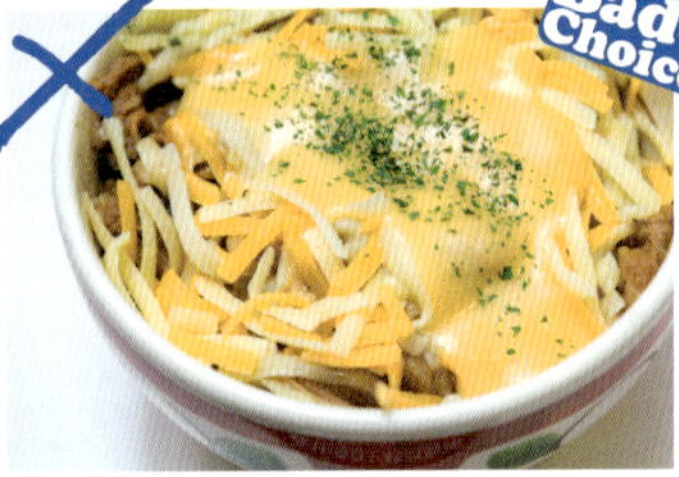

とろ～り3種のチーズ牛丼（並盛）

カロリー：836kcal　炭水化物：111.9g
たんぱく質：32.4g　食塩相当量：3.6g
脂質：31.2g

一日の摂取量目安の約半分！

チーズで脂質が跳ね上がる！

Good Choice

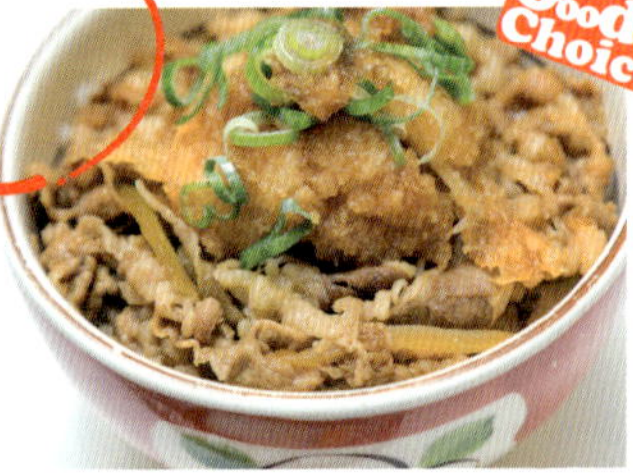

おろしポン酢牛丼（並盛）

カロリー：681kcal　炭水化物：113g
たんぱく質：22g　食塩相当量：3.8g
脂質：15.7g

チーズ牛丼の半分！

大根おろしは油を消化してくれるお助けマン！

メニュー選びのポイント

牛丼はデブ飯にあらず。三大栄養素を手軽にとれる優秀飯！

牛丼といえば「男子のがっつり飯」ですが、近年は女子にも人気。たんぱく質・脂質・炭水化物がバランスよく含まれた、実はとっても優秀な健康食です！　とくにすき家はメニューの種類が豊富で、おいしいものを手軽に食べたい多忙女子にファン多し。

ただし、メニュー選びには注意が必要。脂質の多いチーズではなく、**油の消化を促してくれるおろしポン酢をチョイス**しましょう。さらに、単品だと栄養がかたよるので、お味噌汁をセットにつけるのがベスト。多少カロリーは高くても、野菜たっぷりでカリウムがとれる豚汁もおすすめ。

国産野菜へのこだわりがすごい！

リンガーハット

麺

長崎県のソウルフードといえば、長崎ちゃんぽん。エビやイカなどの魚介類、かまぼこ、野菜、肉と具がたくさんで、太い麺が特徴です。使用する野菜はすべて国産なのも好感度大！

店名：長崎ちゃんぽん リンガーハット　店舗数：全国 627 店舗／海外 9 店舗　調査方法：WEB
種類：長崎ちゃんぽん　情報公開：WEB で栄養成分公開

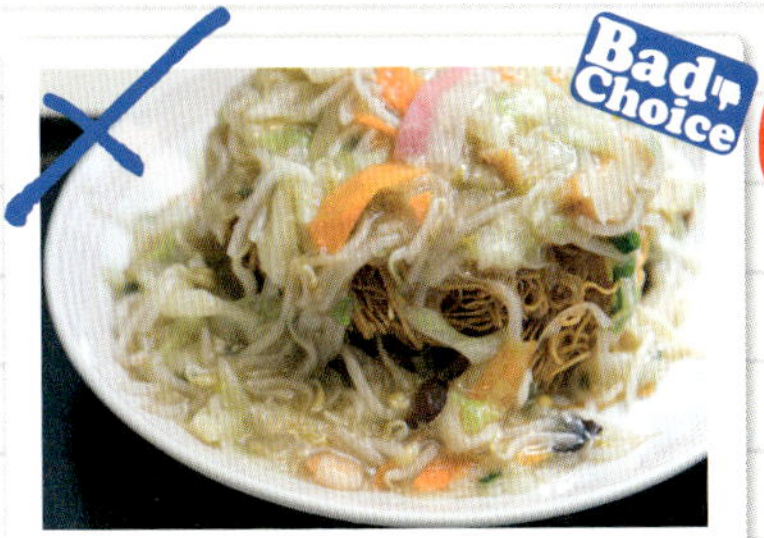

野菜たっぷり皿うどん

カロリー：834kcal　炭水化物：93.1g
たんぱく質：19.8g　食塩相当量：6.7g
脂質：43.3g

あんは塩分コントロールできない！

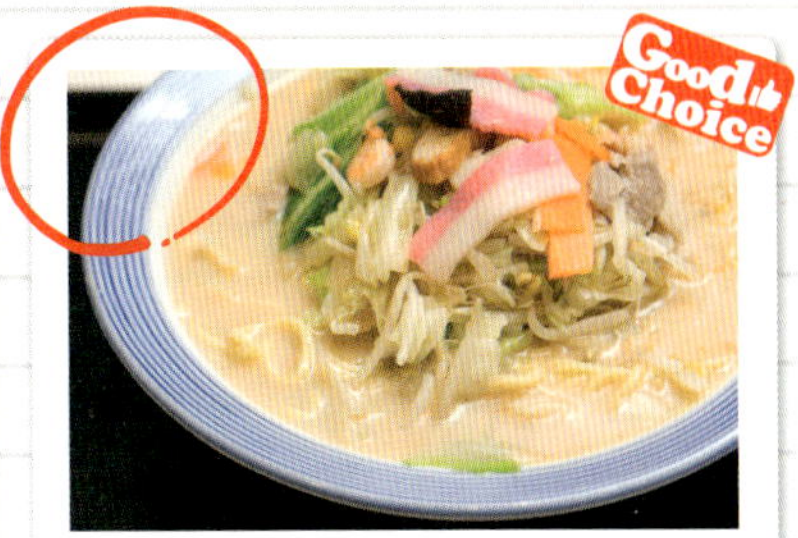

野菜たっぷりちゃんぽん

カロリー：831kcal　炭水化物：94.0g
たんぱく質：28.2g　食塩相当量：9.3g
脂質：37.5g

スープで塩分コントロール！

メニュー選びのポイント

スープは「たしなむ程度」で塩分をコントロールせよ！

揚げ麺の皿うどんと、濃厚スープのちゃんぽん。どちらも野菜はたくさんとれますが、ひとつ大きな問題が。それが塩分。

成人女子一日あたりの食塩の推奨摂取量は 7 グラムですから、両メニューともかなり多め。

さてそこで、塩分をとりすぎないコツは、“野菜たっぷりちゃんぽん” を選んで**スープを残すこと**。皿うどんのあんを残して食べるのはむずかしいけど、**ちゃんぽんならスープを飲みほさなければ大丈夫**。これで塩分の大幅カットが可能です。食べ方を工夫して、賢く塩分をコントロールしましょう。

焼き肉

女子も気軽に行ける焼き肉屋さんといえば！

牛角

Good Choice

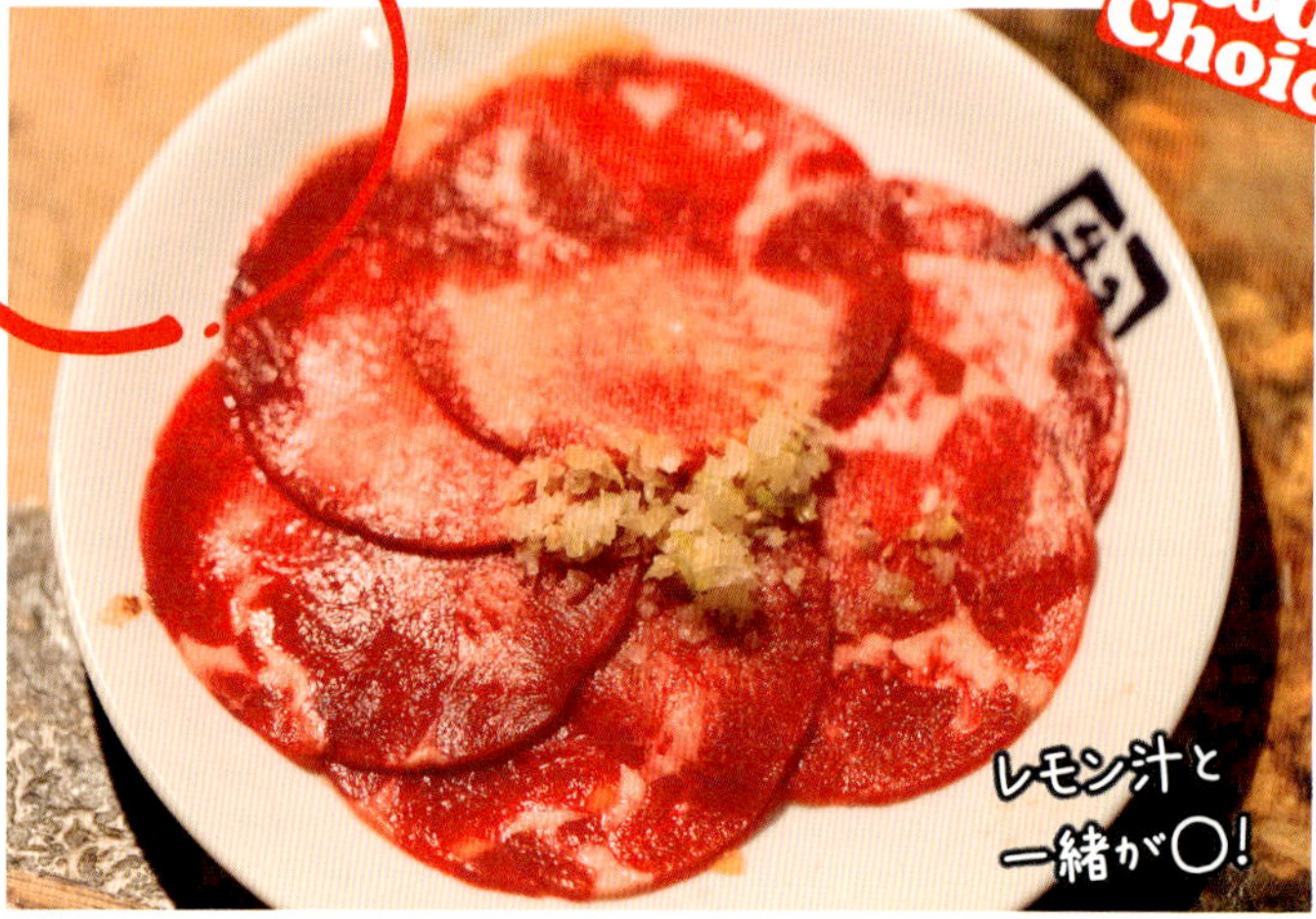

牛タン塩（一人前）

カロリー：178.9kcal
炭水化物：1.5g
たんぱく質：9.3g
食塩相当量：0.6g
脂質：14.2g

ビタミンB1や
鉄分豊富で、
栄養満点！

お肉を焼くときに使う「トング」。テーブルでひとつという場合が多いですが、牛角では、お客さんがお箸で生肉をつかまないように、一人一本トングを用意しています。衛生面にもとことん注意をはらっているのです。生肉はよく加熱することが大事。トングとお箸はきちんと使い分けましょう。

エキチカ&リーズナブル価格がうれしい焼き肉レストランチェーン。席に備えつけられている七輪で焼くのが牛角スタイル。店内は落ち着いた雰囲気で、女子にも入りやすいのがうれしい。

店名：牛角
種類：焼き肉
店舗数：全国 659 店舗（※2016 年 3 月 31 日現在）
情報公開：なし
調査方法：問い合わせ

Bad Choice

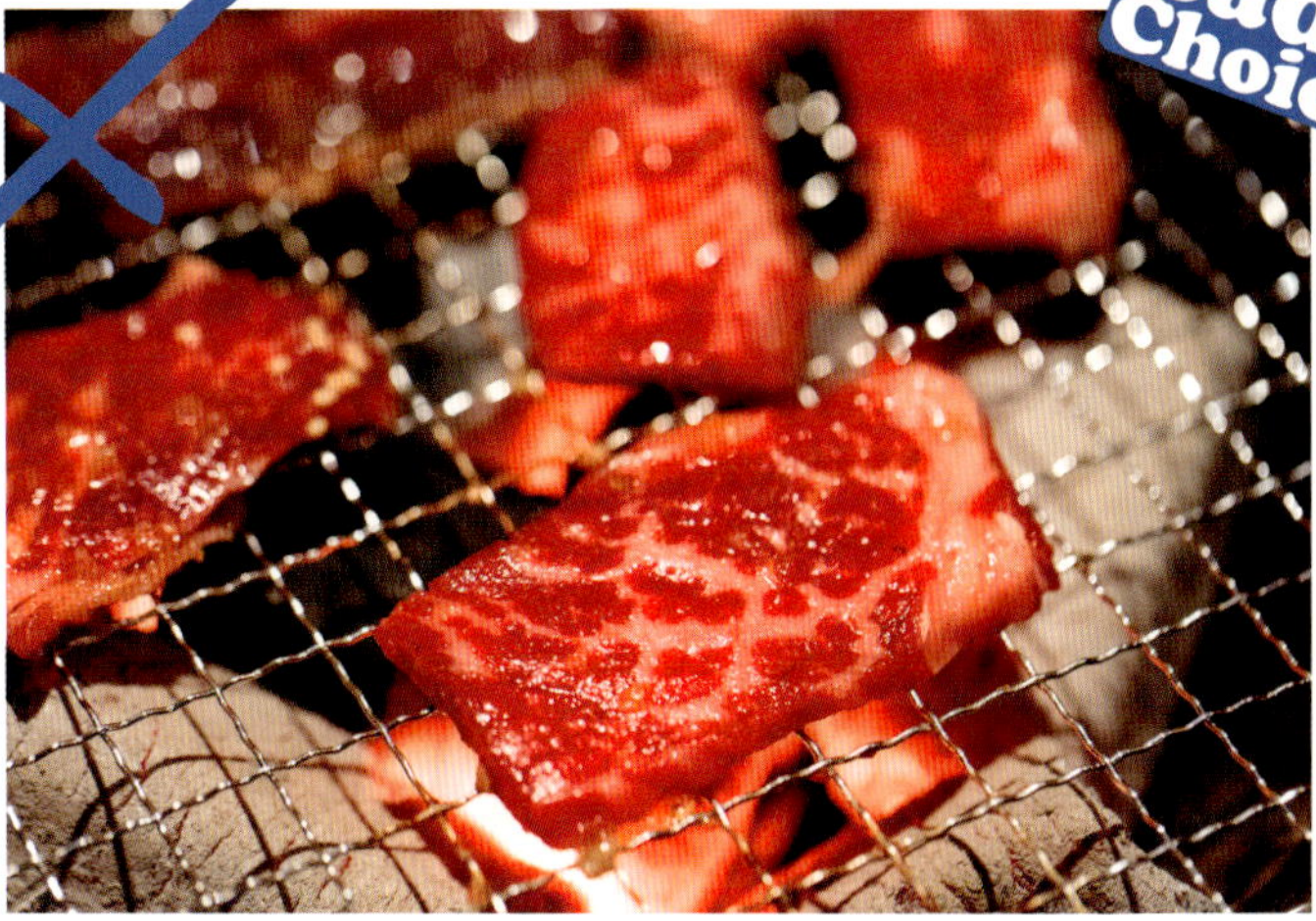

牛角カルビ（一人前）

カロリー：443.9kcal
たんぱく質：12.4g
脂質：39.5g
炭水化物：5.1g
食塩相当量：11.7g

牛タン塩の 2 倍以上！

脂肪分多め！

豆知識 安心のための、一人一本

メニュー選びのポイント

焼き肉で脂肪燃焼！お肉はガマンは、もう古い！

　ダイエット中に焼き肉って、なんだかものすごく罪悪感がありますよね。もちろん暴食は厳禁ですが、コツさえつかんでいれば、太るどころか、むしろ女子にうれしい効果もあるのでご安心を！　ダイエット中でも大丈夫なお肉の選び方、食べ方で焼き肉を楽しんじゃいましょう。

　食べるなら〝牛角カルビ〟よりも〝牛タン塩〟がおすすめ。みんな大好きなカルビですが、数字で比べてみると差は一目瞭然！　脂肪分たっぷりで、**カロリーと脂質は牛タンの2倍以上**にもなります。

　牛タンも脂肪分が少ないとはいえませんが、**ビタミンB1や鉄分を多く含んでいて栄養満点**。噛みごたえもあって、少量でお腹いっぱいになるのもうれしいポイント。

　レモン汁をつけて食べれば、胸やけしにくく代謝もアップ。ビタミンCがとれるなど、プラスアルファの効果も。焼き肉店に来たら、メインディッシュは牛タン×レモン汁で決まり！

ビューティーポイント
POINT

思いっきりお肉を食べる女子はかっこいい！　これさえ守ればOKな焼き肉ルール

鉄分などの栄養素が豊富な牛肉。ダイエット中だから焼き肉は厳禁！　なんて思わなくても大丈夫。このルールを守れば、思う存存分食べてOKです。

①最初はサラダ&スープから

血糖値の上昇をゆるやかにし、脂質の吸収をおさえます。サラダだけではからだを冷やしてしまうので、あたたかい〝ワカメスープ〟もお忘れなく。ワカメにも炭水化物や脂質の吸収をおさえる働きがあります。

②キムチでさらに準備万端に

お肉の前にもう一品、キムチをはさみましょう。発酵食品のキムチは乳酸菌が豊富で、キムチの唐辛子に含まれるカプサイシンは脂肪燃焼を手助けしてくれます。

③お肉のおともは、×ごはん　○サンチュ

生のサンチュ（チシャ菜）には、ビタミンA・C・Eや食物繊維、酵素などが豊富です。お肉の油と一緒に食べればビタミン類の吸収率もアップ！

焼き鳥

うまいのに安い！ 驚きの全品280円均一！

鳥貴族

Good Choice

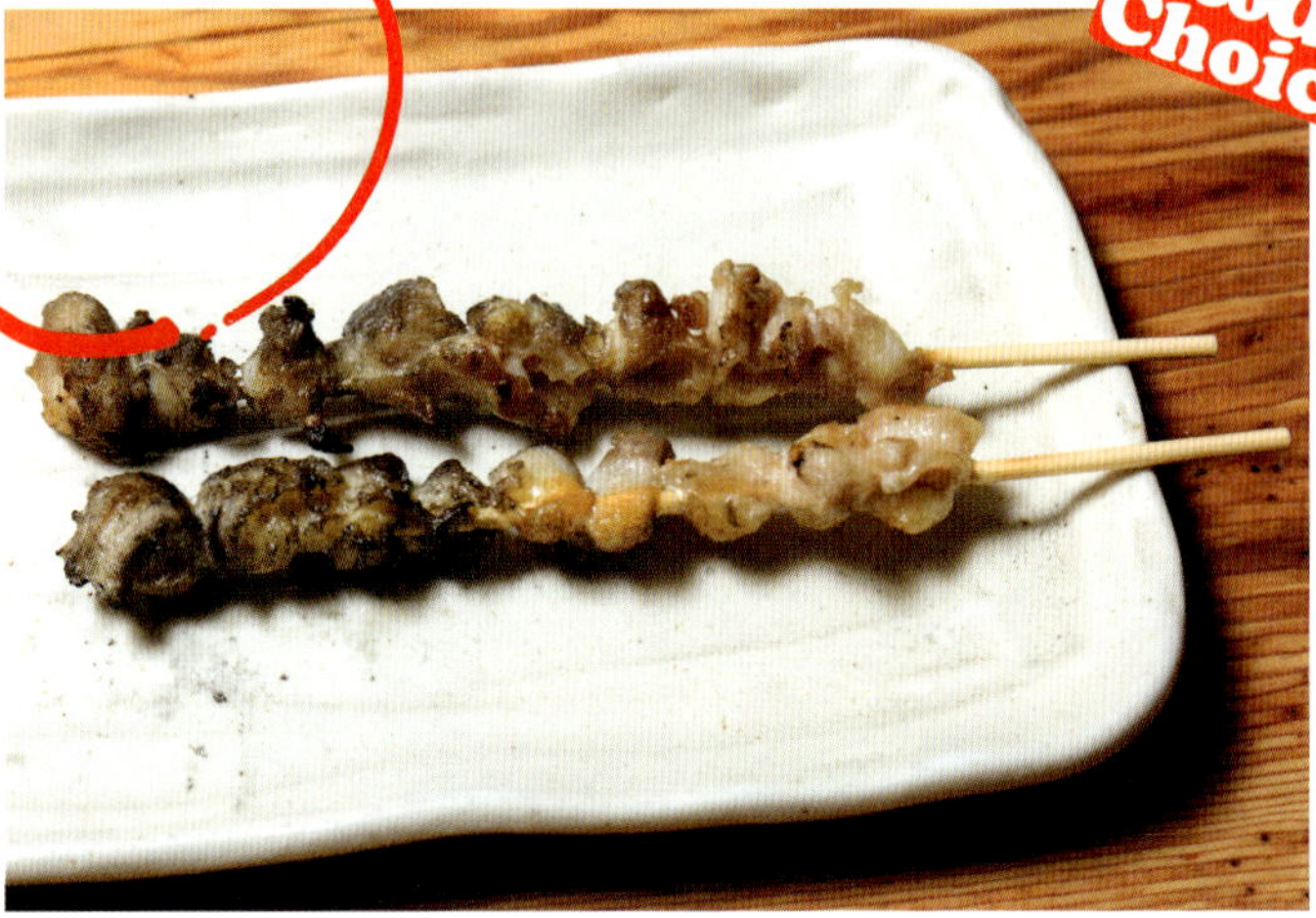

ひざなんこつ

カロリー：25kcal　炭水化物：0.3g
たんぱく質：5.9g　食塩相当量：0.9g
脂質：0.2g

かわたれの
10 分の1以下！

低カロリーな上に、
美容効果も！

鮮度にこだわり、お店で一本一本串打ちしている鳥貴族。焼き鳥のお肉はすべて国産鶏肉です。使用する食材の国産率を高める「国産国消」に取り組み、2016 年には、フードメニューで使用する食材の国産化を達成（※）。低価格なだけではなく、徹底的な取り組みが、人気の理由でしょう。

（※「鳥貴族の国産国消ガイドライン」による）

ボリュームのある焼き鳥を、圧倒的な安さで提供する鳥貴族。焼き鳥だけでなく、お酒やサイドメニューも全品 280 円均一と、コスパの良さはダントツ！　お通しや時間制限がないのも好感度大！

店名：鳥貴族
種類：焼き鳥
店舗数：全国 502 店舗
情報公開：WEB で栄養成分公開
調査方法：WEB

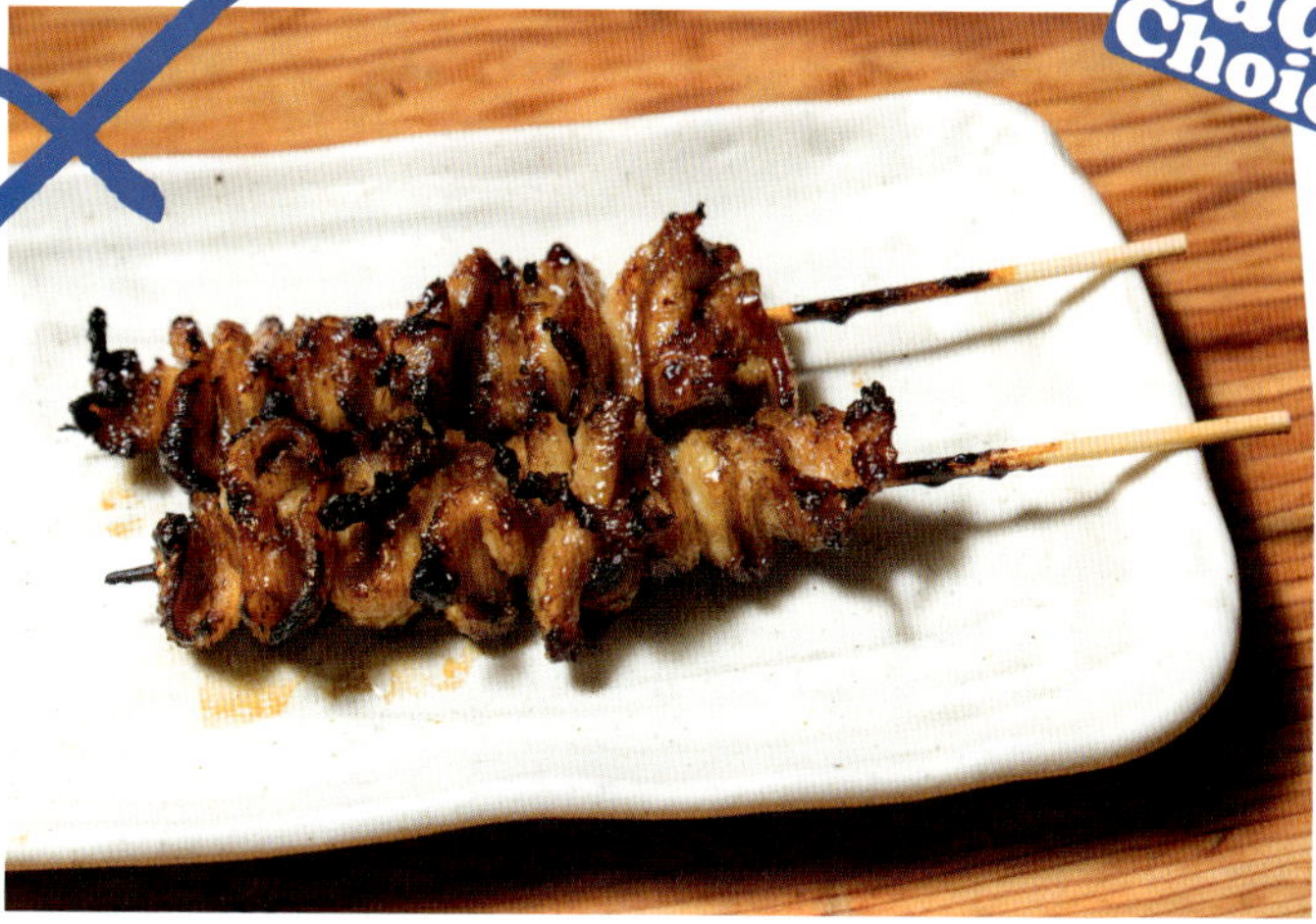

かわたれ

カロリー：299kcal　炭水化物：4.3g
たんぱく質：9.0g　食塩相当量：1.0g
脂質：26.3g

高カロリー！

鶏皮は脂質多め！

豆知識　国産への強いこだわり

メニュー選びのポイント

焼き鳥の選択ミスは命トリ。皮とたれの甘い罠に気をつけて！

部位と味つけによってカロリーが大きく異なる焼き鳥。選択ミスさえしなければ、むしろプラスになるものが多いのです。

噛むほどに味わい深い〝かわたれ〟は、脂肪分の多い鶏皮とたれの糖分で、高カロリーの代表的食材。ガマンするに越したことはありませんが、どうしても食べたいときは〝かわ塩〟を選びましょう。

脂肪分が少ない〝ひざなんこつ〟は、カロリーが〝かわたれ〟の10分の1以下という超ヘルシーな部位。**脂質・糖質の分解や血行促進をサポートするナイアシン、健康な肌づくりやストレス緩和をサポートするパントテン酸**が多く含まれているので、ダンゼンおすすめです。

塩味に飽きたら、ぜひ七味唐辛子を！　唐辛子に含まれるカプサイシンという成分が血行を良くし、基礎代謝を高めてくれるため、脂肪のもとになる糖の蓄積をおさえます。

ビューティーポイント
POINT

おいしく美活！ お悩み別、焼き鳥の選び方

◎肌荒れ：すなぎも

ニキビなどの肌トラブルの大きな原因は、新陳代謝の低下。お肌のターンオーバーが乱れると、古い角質や脂質がたまるのです。亜鉛が豊富なすなぎもをチョイス。

◎お肌のくすみ・貧血：レバー

鉄分が豊富なレバーには、お肌のくすみを改善する美白効果や、貧血予防効果があります。鉄分には、レバーなどに含まれる動物性の鉄分「ヘム鉄」と、ほうれん草やモロヘイヤなどに含まれる植物性の鉄分「非ヘム鉄」があり、実は吸収率の高さはヘム鉄のほうが上。**ほうれん草のおひたしを食べるより、レバーをひと串食べたほうが効率よく鉄分をとれる**のです。

◎肌がしっとり：なんこつ

なんこつにはコラーゲンがとっても豊富！ 肌のしわ、たるみ、乾燥が気になる人は、なんこつがおすすめ。低カロリーなのもうれしいところです。

うまいのにこのお値段！

スシロー

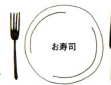

お寿司

Good Choice

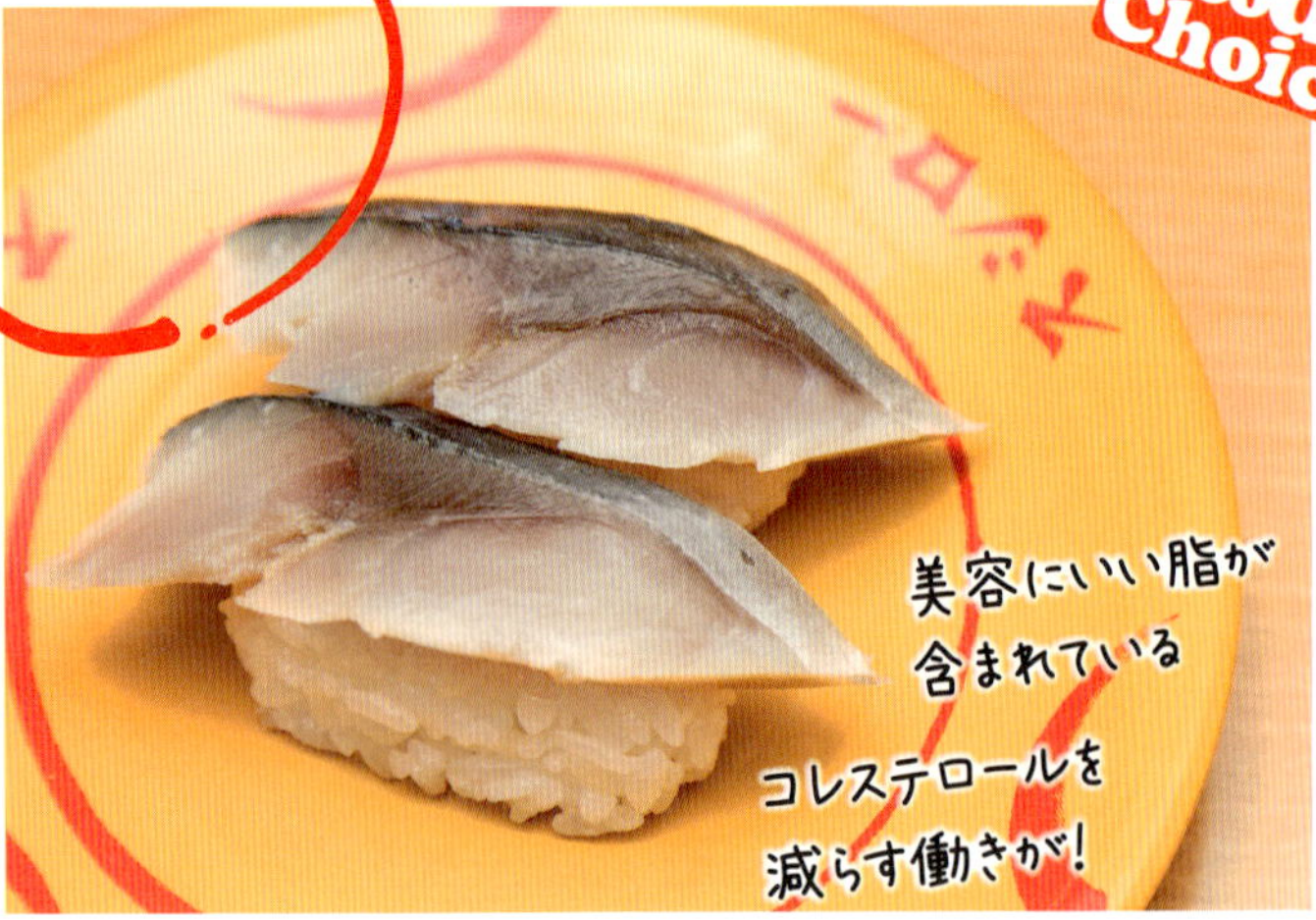
美容にいい脂が
含まれている
コレステロールを
減らす働きが！

とろ〆さば（1皿あたり）

カロリー：115kcal

良質な脂で、
美容効果も！

スシローのまぐろのおいしさの秘密は、「温塩水解凍」という解凍方法にあります。海水と同じ濃度の塩水で解凍するので、うまみを逃しません。さらに、提供する直前に店内で切っているので新鮮！

新鮮なお寿司が、一皿 100 円から楽しめるスシロー。リーズナブルながら、メニューの豊富さには脱帽。お寿司だけではなく、麺類からスイーツまでそろっていて飽きません。

店名：スシロー
種類：回転寿司
店舗数：全国 449 店舗
情報公開：WEB で栄養成分一部公開
調査方法：WEB

Bad Choice

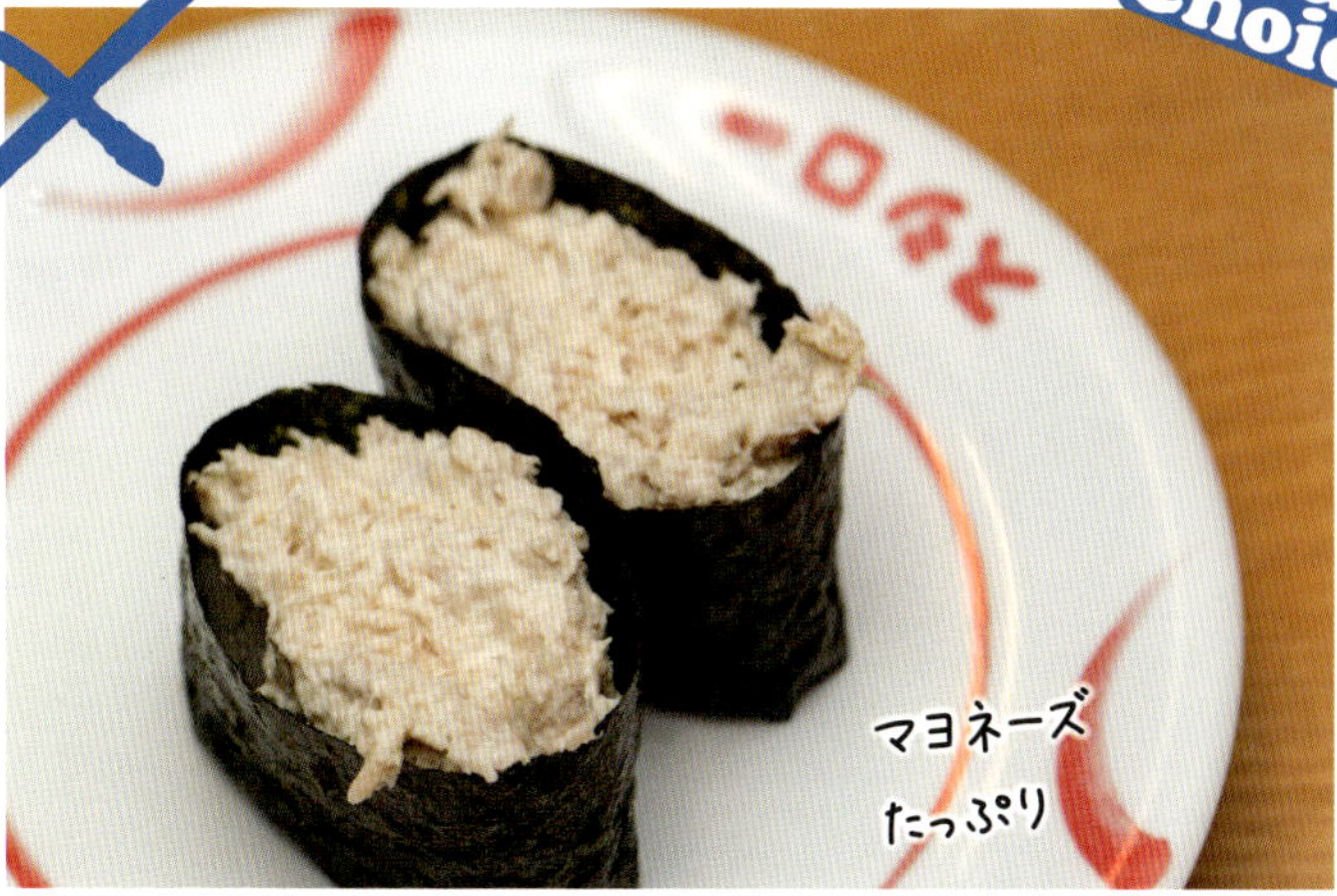

ツナサラダ（1 皿あたり）

カロリー：148cal

マヨネーズは
高脂質！

豆知識

スシローといえば、まぐろ！

メニュー選びのポイント

キレイになる脂か、おデブになる油。欲しいのはどっち？

お寿司はネタとお米の組み合わせ。一貫あたりの大きさが手頃なスシローですが、ついついい食べすぎてしまわないように、選ぶネタは厳選が必要！

おすすめは〝とろ〆さば〟。脂っぽいイメージですが、**実はサバには美容にいい良質な脂が！**　不飽和脂肪酸の一種であるＤＨＡやＥＰＡがたくさん含まれていて、**気になる中性脂肪やコレステロールを減らす働きがあります**。血液もサラサラにしてくれるので、からだの中からキレイにしてくれるのもうれしいところ。

一方、軍艦ネタの代表〝ツナサラダ〟は、マヨネーズで脂質たっぷり。もちろん、こちらの油はおすすめできません。名前にサラダとついていても、とれるのは脂質と糖質だけなのです。

せっかくのお寿司屋さんですから、家庭では下ごしらえのむずかしいお魚を素材のまま楽しみましょう。

ビューティーポイント
POINT

お寿司も恋愛も「見る目」が大事。すてきな油の見極め方

「油はダイエットの敵！」と思っていませんか？　実は、油にも種類があり、からだのためにむしろ積極的にとるべきものもあります。

〈脂質の種類〉

◎**飽和脂肪酸**：肉や乳製品などに含まれる動物性の脂肪。

◎**不飽和脂肪酸**：オリーブなどに含まれる植物性の脂肪。ヒトの体内ではつくり出せないので、食事からとる必要がある。悪玉コレステロールを減らす働きがある。

魚の脂に含まれるDHAやEPAは、不飽和脂肪酸のうち**「オメガ3脂肪酸」**と呼ばれ、ダイエット女子には必要な油です。

赤身魚だとかつおやまぐろ、**青魚だとサバやアジ**に多く含まれているので、意識して食べたいですね。

マヨ系のネタや、揚げもののがのったネタには、いい油は期待できないのでスルーして！

落ち着いた和の空間で、お酒を楽しむ！

魚民

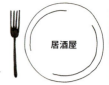

居酒屋

【前菜】

Bad Choice

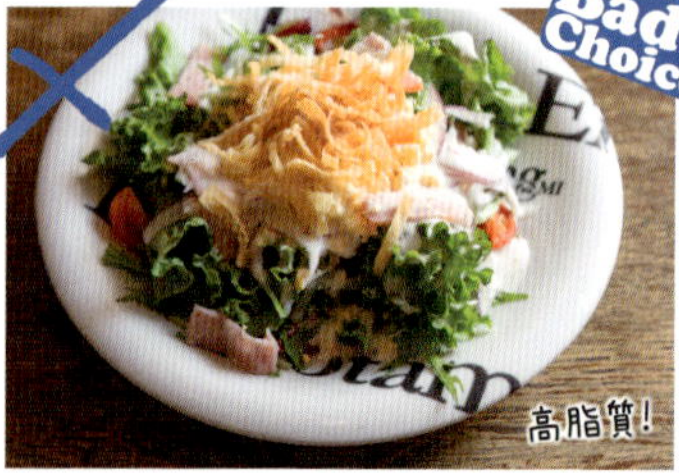

シーザーサラダ

カロリー：268kcal
食塩相当量：1.7g

脂質た〜っぷりサラダ！

Good Choice

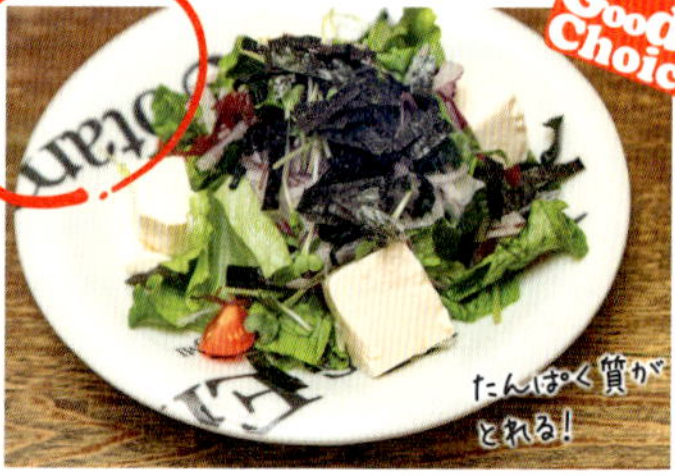

海苔ドレッシングで食べる豆富と海藻の海苔サラダ

カロリー：71kcal
食塩相当量：0.7g

たんぱく質豊富で、低カロリー！

メニュー選びのポイント

第一声が「とりあえずシーザーサラダで」は、ちょっと待った！

居酒屋でサラダを選ぶとき、とりあえず“シーザーサラダ”を頼んでいませんか？　ベーコン・シーザードレッシング・粉チーズなど**脂質多めの食材がたくさん使われているため、実はサラダだけど高カロリー**。さらにドレッシングがあらかじめかかっていて、自分で量をコントロールできないのも、おすすめできないところ。サラダ＝ヘルシーというわけではないのです。

“海苔ドレッシングで食べる豆富と海藻の海苔サラダ”なら、余分な脂質をとらずにすむうえに、豆腐のたんぱく質もとれて◎。数人でシェアすれば、驚くほど低カロリーです！

居酒屋大手チェーンで、店舗数トップを誇る魚民。個室があるところが多く、ゆったりくつろげるのもポイント。刺身などの和食メニューが充実でお酒がすすむこと間違いなし！

店名：魚民
種類：居酒屋
店舗数：全国 738 店舗
情報公開：WEB で栄養成分一部公開
調査方法：WEB

【小鉢】

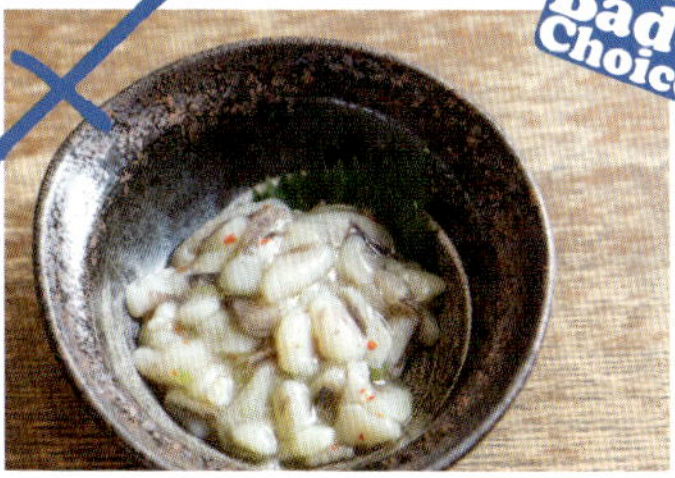

たこわさび

カロリー：34kcal
食塩相当量：1.5g

量のわりに
塩分多め！

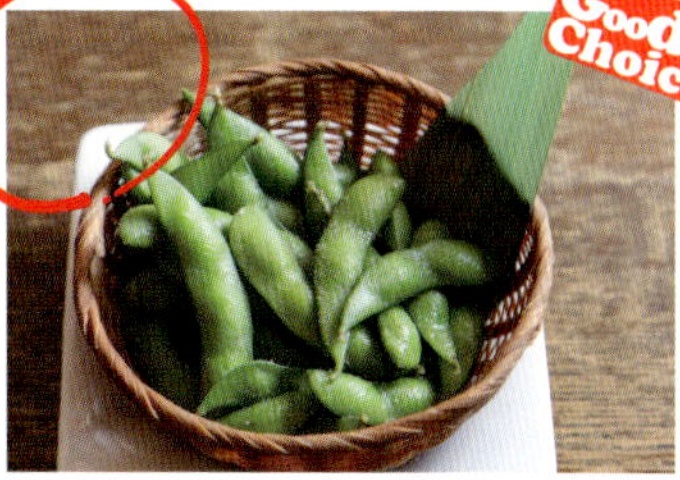

枝豆

カロリー：158kcal
食塩相当量：1.8g

アルコールを
分解してくれる！

メニュー選びのポイント

お酒のパートナーには、美容にも肝臓にもいい一品を

　ちょっとしたおつまみも、どれを選ぶかで差が出るのでよーく考えたいところ。定番の **“たこわさび” は低カロリーですが、量のわりに塩分が多い**のが気になります。
　おすすめは、なんといっても “枝豆”。ビタミンB群や食物繊維、イソフラボン、葉酸など、女子にうれしい栄養素がとっても豊富。さらにスゴイのはオルニチンやメチオニンなど肝臓にいいといわれている成分が含まれていること。お酒のパートナーとしては申し分ない一品です。

落ち着いた和の空間で、お酒を楽しむ！

魚民

居酒屋

【海鮮】

Bad Choice

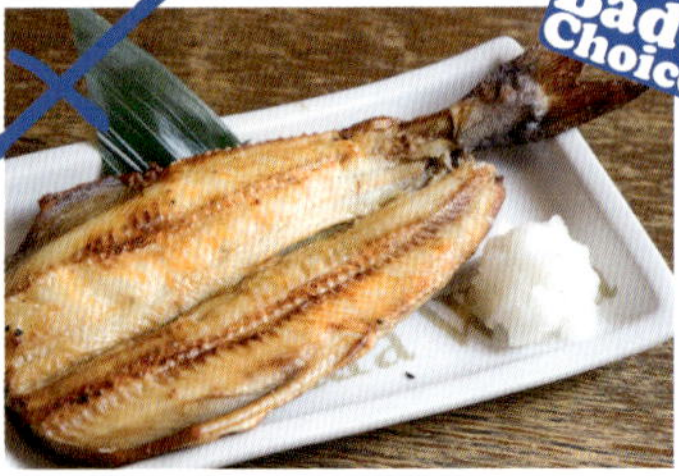

しまほっけの炙り焼

カロリー：403kcal
食塩相当量：4.8g

一日の摂取目安量の
大半を占める！

脂がのって、
塩分も多め！

Good Choice

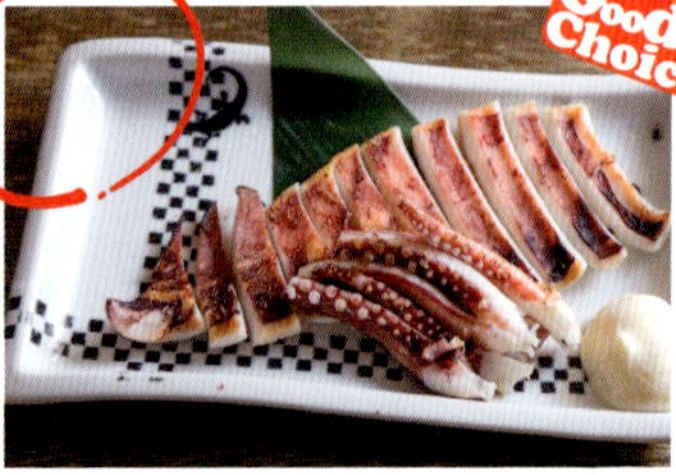

いか一夜干し

カロリー：291kcal
食塩相当量 1.6g

よく噛むことで、
満腹感が！

メニュー選びのポイント

メインのおつまみは、タウリンたっぷりのイカで決まり！

お酒がすすむと、ボリュームのある魚介メニューが一品ほしくなりますが、「魚ならどれも健康にいいんでしょ？」と思ってはいけません。**脂ののった“しまほっけの炙り焼”は塩分が多め**。食べすぎには注意です。

ここは迷わず“いか一夜干し”を選ぶのがベスト！　イカに含まれるタウリンが、血圧や血中コレステロール値の低下、肝機能の強化に一役買ってくれます。よく噛むことで満腹感を得られるので、食べすぎ防止にも効果的。お酒好きには心強いおつまみです。ただし、マヨネーズのつけすぎにはご用心！

落ち着いた和の空間で、お酒を楽しむ！

魚民

居酒屋

【ごはんもの】

Bad Choice

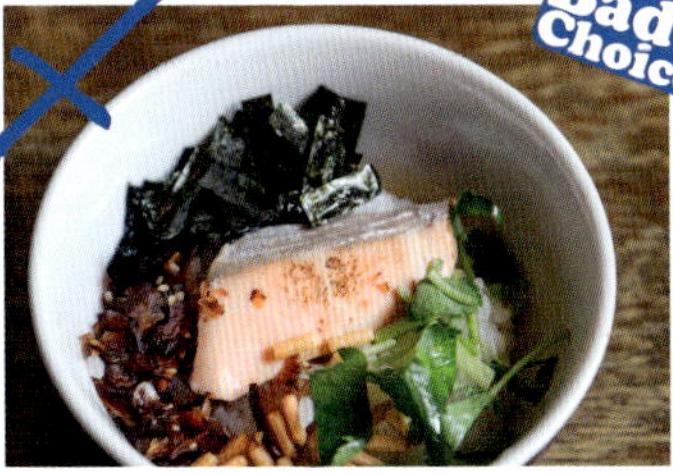

お茶漬け（鮭）

カロリー：239kcal
食塩相当量：2.6g

塩分多め！

Good Choice

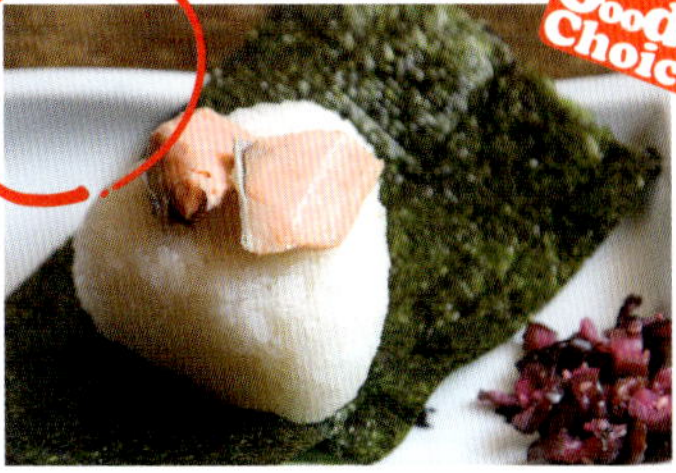

おにぎり（鮭）

カロリー：190kcal
食塩相当量：1.4g

しっかり噛めば、腹持ち◎

メニュー選びのポイント

〆まで油断は禁物！ 今までの努力が水の泡に

お酒とおつまみを楽しんだあとの〆のごはんは、ガマンできればベストですが、どうしても！　というときは、シンプルなおにぎりを選びましょう。しっかり噛んで食べれば、一個でも十分に満足感を得られるはず。

同じお米でも、お茶漬けになると塩分も多く、カロリーも高め。流し込むようにして食べるぶん、満足感が得られにくいというデメリットもあります。

最後の〆まで気を抜かない。これが、飲み会の賢い楽しみ方です！

これだけで痩せたら逆におかしい!? サプリメントは魔法の薬じゃない

錠剤やカプセル、ドリンクなど、種類豊富な「**健康食品**」。名前に「健康」とついているくらいだし、薬に似た形のものもあるし、なんとなく体によさそうなイメージですよね。

でも、実をいうと**健康食品の位置づけは「食品」**なのです。2015年4月にスタートした「機能性表示食品制度」で、生鮮食品をはじめとする食品に健康への効用などの機能性がうたえるようになりましたが、**特定保健用食品（トクホ）のように厳しい審査が行われるわけではなく、基本的には届け出るだけ**。効くか効かないか、本当のところはよくわからないのが現状です。

たとえば、女子にとっては魅力的なダイエットサプリも、よく考えるとちょっとおかしな話。**何もしないのに体重が減るなんて、病気でもない限り本来はあり得ません**。サプリが原因だとすれば、そのサプリには普通ではない何かが入っているということ。実際に、個人輸入のダイエットサプリで健康被害を受けたという例もあります。

また、健康食品には厳密な品質管理が義務づけられているわけではないので、商品によって有効成分の数値にバラつきがあるといった報告もあります。そういう点でも薬とはまったく別物なのです。

消費者委員会のアンケート調査（２０１２年）によれば、健康食品を摂取する理由の第一位は「体調維持・病気の予防」で50パーセント。次いで「健康の増進」「特定の栄養素の補給」「疲労回復」と続き、「美容」「ダイエット」「老化予防」はそれぞれ14〜15パーセント程度という結果でした。健康維持のために購入している健康食品が効いていればいいのですが、そうでなければお金の無駄になってしまいます。

健康でキレイな体は、日々の食事からつくられるもの。効くか効かないかわからないサプリに頼るくらいなら、栄養のあるおかずを一品増やしたほうがからだにやさしいと思いませんか？

ビューティーポイント
POINT

お酒を飲むならどれ？

お酒で気をつけたいのが糖質。飲みものだと自覚しづらいのですが、エネルギーや糖質はしっかりと含まれています。

〈一杯あたりの糖質量目安〉

◎なし（0g）：焼酎（ロック）、ブランデー、ウィスキー
◎少（0・4～2g）：チューハイ、ワイン
◎多（8g～）：日本酒、ビール、梅酒

糖質を含まない焼酎を使っているとはいえ、**チューハイやサワーはNG**。口当たりを良くするために、**甘味料が添加されているものが多いから**です。甘味料は果糖ぶどう糖液糖などの場合が多く、肥満のもと！　焼酎を選ぶのなら、お湯割りやロック、水割りで！

一番のおすすめはワインです。とくに赤ワインは100ミリリットルに対して1・5gと糖質少なめ。ポリフェノールも期待できます。

参考文献

『日本食品成分表 2015 年度（七訂）本表編』医歯薬出版編／医歯薬出版社
『決定版 栄養学の基本がまるごとわかる事典』足立香代子監修／西東社
『世界一やさしい！　栄養素図鑑』牧野直子監修／新星出版社
『食品別糖質量ハンドブック』江部康二監修／洋泉社
『日本人の食事摂取基準（2015 年版)』菱田明・佐々木敏監修／第一出版
『佐々木敏の栄養データはこう読む！』佐々木敏／女子栄養大学出版部
『図解入門よくわかる生理学の基本としくみ』當瀬規嗣／秀和システム
『いちばん詳しくて、わかりやすい！　栄養の教科書』中嶋洋子監修／新星出版社
『外食のカロリーガイド』香川芳子監修／女子栄養大学出版部

※本書で掲載している店舗やメニューの情報は、特に記載がないものに関しては、全て 2016 年 11 月現在のものです。予告無く変わる場合がありますのでご了承ください。

※本書の内容の効果には個人差があります。持病をお持ちの方や、何らかの治療を受けている方は、医師に相談をしてください。

著者 **手島 奈緒**（てしま・なお）

食品ジャーナリスト。
自然食品宅配会社・株式会社大地を守る会で広報・情報企画・青果物仕入を担当。それらの仕事を通じ農業・畜産・加工食品の現状と問題を知る。野菜・加工品などの食品がどのようにつくられているか、原料はどのようなものか、農薬・食品添加物・遺伝子組み換えなどについて「まず知ること」をモットーに活動中。新規就農者・有機農家を支援するポータルサイト「新鮮野菜.net」監修、（社）全日本ジビエ協会理事。著書に『いでんしくみかえさくもつのないせいかつ』（雷鳥社）、『まだまだあった！知らずに食べている体を壊す食品』（アスコム）、『儲かる「西出式」農法』（さくら舎）など。

栄養学監修 **柴田真希**（しばた・まき）

管理栄養士。（株）エミッシュ代表取締役。
女子栄養大学短期大学卒業。お料理コーナーへの番組出演や、各種出版・WEB媒体にレシピ、コラムの掲載、食品メーカーのコンサルティングや飲食店のプロデュースなどを手がける。著書に『私は「炭水化物」を食べてキレイにやせました。』（世界文化社）など。

医学監修 **太田逸朗**（おおた・いつろう）

医師。
独立行政法人国立病院機構　広島西医療センター　糖尿病・内分泌代謝内科　医長

外食女子のための　太らない選択

2017年2月1日　初版第1刷発行

著者　手島奈緒

監修　柴田真希・太田逸朗
装画　マキヒロチ
写真　榊 智朗
デザイン　井上新八
DTP　小山悠太（サンクチュアリ出版）
営業　津川美羽・石川亮（サンクチュアリ出版）
編集　大川美帆（サンクチュアリ出版）
進行管理　小林容美（サンクチュアリ出版）

印刷・製本　株式会社シナノ パブリッシング プレス

発行者　鶴巻謙介
発行所　サンクチュアリ出版
〒151-0051　東京都渋谷区千駄ヶ谷 2-38-1
TEL 03-5775-5192　FAX 03-5775-5193
http://www.sanctuarybooks.jp/
info@sanctuarybooks.jp